«Ich bin definitiv geheilt von der Illusion, dass die Intensiv-pflege ein Traumberuf ist – viel zu nah komme ich täglich Krankheit, Tod und dem Bewusstsein, dass alles plötzlich vorbei sein kann. Und viel zu sehr rückt uns die Fehlpla-nung kühl kalkulierender Geschäftsführungen auf die Pelle, die nach monatelanger Zahlenjonglage zu dem Ergebnis kommen, dass anspruchsvolle Pflege auch mit der Hälfte des Personals locker zu schaffen sei. Und trotzdem macht es Spaß, von einem lächelnden alten Mann mit den Worten «Ach, hallo, da sind Sie ja wieder!» begrüßt zu werden. Es ist schön, wenn Patienten oder Angehörige uns ihren Dank aussprechen, weil sie sich freuen, dass ihr Leben allmählich wieder zur Ruhe kommt. Und es ist ernüchternd, wenn wir den Namen eines Menschen, der sich so über seine Ver-legung von der Intensivstation gefreut hat, zwei Wochen später in den Todesanzeigen lesen müssen.»

Katrin Grunwald ist 40 Jahre alt und arbeitet als Fachkran-kenschwester für Anästhesie und Intensivpflege auf einer In-tensivstation in Norddeutschland.

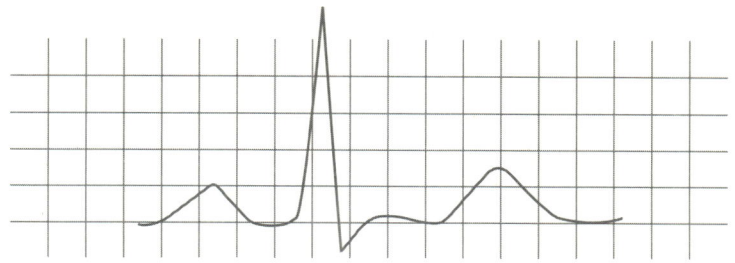

KATRIN GRUNWALD

Schwester!
Mein Leben mit der Intensivstation

ROWOHLT TASCHENBUCH VERLAG

■ Mein Dank gilt meiner Agentin Gila Keplin sowie meinen Lektorinnen Susanne Frank und Barbara Laugwitz für ihre Gelassenheit und die humorvolle und differenzierte Zusammenarbeit sowie ihr beruhigendes Wirken, wenn ich im Text festsaß.

Ich danke meinen Kolleginnen und Kollegen für ihre Unterstützung und Ideen – ohne sie wäre dieses Buch nicht zustande gekommen.

Meinen Eltern, Brüdern, Freundinnen und Freunden danke ich für ihre Geduld, Einfälle, Kritik und ihre nicht enden wollenden Ermutigungen – ohne sie wäre ich wahnsinnig geworden.

Meiner Liebsten danke ich für ihre Gelassenheit, die Beratung und ihren Beistand.

Und der Katze danke ich dafür, dass sie zügig gelernt hat, nicht auf der Tastatur herumzulaufen.

■ 3. Auflage Mai 2012
■ Originalausgabe ■ Veröffentlicht im Rowohlt Taschenbuch Verlag, Reinbek bei Hamburg, Mai 2010 ■ Copyright © 2010 by Rowohlt Verlag GmbH, Reinbek bei Hamburg ■ Umschlaggestaltung ZERO Werbeagentur, München ■ (Foto: Owen Franken/Corbis) ■ Satz Minion Pro und Polo 22 (Miles Oasys) bei pagina GmbH, Tübingen ■ Druck und Bindung Druckerei C. H. Beck, Nördlingen ■ Printed in Germany ■ ISBN 978 3 499 62596 1

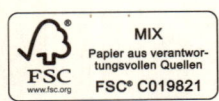

Das für dieses Buch verwendete FSC®-zertifizierte Papier *Lux Cream* liefert Stora Enso, Finnland.

INHALT

■ *Im Gedenken an Olli und Georg. R.I.P.*

HEREINSPAZIERT

■ Drei Wochen Urlaub sind vorbei. Man erwartet mich wie immer pünktlich an meinem Arbeitsplatz. An einem Samstag, wenn andere ins Wochenende gehen. Es scheint eine Art Motivationstraining zu sein, ein bisschen Sport ist auch dabei:

Wir laufen ein paar Kilometer, und der eine oder andere Sprint ist auch mit drin. Nur nicht die Bodenhaftung verlieren!

Ich arbeite auf einer Intensivstation als Fachkrankenschwester für Anästhesie und Intensivpflege. Der Arbeitsbeginn an einem Samstag ist sozusagen der Härtetest. Andere bekommen Frühdienst aufgebrummt, da bin ich mit dem Wochenende noch ganz gut weg gekommen.

Ich krame in den Regalen der Personalumkleide nach bequemen Kitteln und Hosen, alles liegt sorgsam gefaltet parat in leuchtendem Grün, hygienisch sauber und rein. Trotz strenger Hierarchie – die hier und da natürlich progressiv geleugnet wird – tragen pflegerisches wie auch ärztliches Personal dieselbe Kleidung. Die Ärzte unterscheiden sich von uns durch ein umgehängtes Stethoskop, allerlei Pieper und Telefone in der Kitteltasche. Mit so viel Gepäck muss ich mich dankenswerterweise nicht abschleppen.

Nun stehe ich vor meinem olivgrünen Spind aus Metall und fühle mich etwas merkwürdig in meiner Kluft aus grüner Hochwasserhose und übergroßem Kittel. Mir ist etwas schal im Kopf, im Magen flau. Was könnte helfen? Kürzlich gab es im Fernsehen eine Dokumentation über Mitarbeitermotivation in irgendeinem japanischen Konzern. Alle standen in Reih und Glied und sangen die Firmenhymne, nein: sie grölten. Als sie fertig waren, gab es vom Chef noch eine anspornende Message, die wahrscheinlich mit Parolen und Slogans gespickt war – so genau weiß ich das nicht, ich habe den Mann nicht verstanden und es wurde nicht übersetzt. Vielleicht aus gutem Grund. «Takemura, hören Sie auf, in der Nase zu bohren da hinten», das muss ja nun auch nicht sein. Ob das hilft? Und gibt es dort Betriebsräte? Mir würde eine solche Betriebshymnengrölerei jetzt den Rest geben. Ohnehin widerstrebt mir jedwede Art von Betriebshuberei; der Gedanke, dass ich so etwas wie Dankbarkeit dafür verspüren soll, dass man mich bei schönstem Sonnenschein zum Dienst bittet, löst eine gewisse Befremdung aus …

Ich schnüre meine Laufschuhe mit den dicken Sohlen und verstaue gerade diverse Ausrüstungsgegenstände wie Kugelschreiber, Scheren, Klemmen, Pfefferminzdrops und ähnlichen Kleinkram, als bereits durch die geschlossene Tür des Umkleidebereichs ein heiseres «Hilfe!» erklingt – offensichtlich ein desorientierter Mensch, der sein derzeitiges Umfeld als Bedrohung erlebt. Ich bin gewarnt.

Und ich bin wieder da, ich werde gebraucht; es wird Zeit, wieder mitzuspielen. Ich trete aus der Umkleide hinaus auf die Station und freue mich auf den Anpfiff – mit wem kann ich mir heute die Bälle zuspielen? Wie fit ist die gegnerische Mannschaft? Gewinnen wir, oder wird es nur ein fades Remis? Oder gewinnt das Chaos?

Ich verlasse die Umkleide und durchschreite den Flur, einen Traum aus Linoleum und Schiebetüren; ein zweckmäßiges Ambiente, weil schnell zu säubern. Es riecht wie immer: ein bisschen nach Desinfektionsmittel, von dessen Strenge sich eine Kopfnote aus verschiedenen Ausscheidungen emanzipiert. Geräte piepen, zischen und pfeifen, das Telefon bimmelt. Freudig werde ich begrüßt und die Freude ist ganz meinerseits, denn der Star ist ebenfalls zugegen – was für eine phantastische Überraschung! Mit dem Star habe ich nicht nur schon so manch brenzlige Situation erfolgreich bestritten, sondern wir sind auch gute Freundinnen. Und jetzt starten wir auch noch gemeinsam durch; wenn das kein guter Anfang ist!

Es geht los, wir wollen keine Zeit verplempern. Die Stimmung scheint gut zu sein. Auch die Einteilungszeremonie «Wer geht wohin?» geht diesmal reibungslos über die Bühne. Offensichtlich befinden sich keine Langlieger auf der Station, die niemand mehr sehen kann, weil man sie schon sechs Wochen ertragen musste. Mit dem Star sind wir zu sechst, alles Leute, über deren Anwesenheit ich mich freue, bis auf die Spaßbremse vielleicht, die in ihren Kurven immer mit einem Lineal herummalt, adrett frisiert zur Arbeit erscheint und im Amt sicher mehr Freude hätte, so bar jeglicher empathischer Begabung. Grundsätzlich ist aber immer jemand da, mit dem man mal eben die Situation durchleuchten und bei Bedarf boshaft kommentieren und fies lachen kann. Man nennt das «psychosoziale Fellpflege».

Ach, und es klingeln schon die Besucher, die gerne hineinwollen. Es ist Wochenende, da wird die Bude voll. Also alles beim Alten.

In meinem Bereich liegt Frau Schnabel. Sie erholt sich von einer Herzoperation und war einige Tage lang sehr verwirrt. Jetzt schläft sie friedlich. Weil ich es als ein schweres Verbrechen empfinde, schlafende Menschen zu wecken, nur um ihnen mitzuteilen, dass ich heute Nachmittag die betreuende Krankenschwester bin, lasse ich sie in Ruhe schlummern. Wir haben den ganzen Nachmittag Zeit, uns kennenzulernen, denke ich. Vor dem Fenster hüpfen emsig Meisen durchs Geäst. Die Sonne scheint, und der Himmel ist blau.

Dass ich die Rechnung eventuell ohne den Wirt gemacht habe, verdeutlicht sich am gegenüberliegenden Bettplatz. Auf dem Kurvenwagen auf dem untersten Regal liegt ein großer Plastikbeutel mit Kleidungsstücken. Die Patientin ist nicht da. Allerlei aufgerissenes Verpackungsmaterial dringend benötigter Sterilgüter quillt aus den Papierkörben, Kleckse von orangefarbenem Desinfektionsmittel auf dem Fußboden lassen vermuten, dass es hier schon eine Menge Stress gegeben haben muss. Auch der Anblick meiner leicht zerfledderten wirkenden Kollegin aus dem Frühdienst gibt genug Anlass zu der Annahme, dass der Gegner in diesem Match gut trainiert hat – es wird eine wahre Herausforderung werden.

Zwei Stunden zuvor habe der Notarzt eine etwa vierzigjährige Frau unter Reanimation auf die Intensivstation gebracht, die im Garten im Beisein ihres Mannes plötzlich einfach umgekippt sei. Höchstwahrscheinlich ein Herzinfarkt. Fraglich seien suffiziente Ersthelfermaßnahmen, der Ehemann war so aufgeregt und panisch, dass er keinen zusammenhängenden Satz zustande bringen konnte.

Man habe es kaum geschafft, sie zu stabilisieren, immer wieder Kammerflimmern, Hektik, defibrillieren, zentralvenösen Zugang legen, alles schnell, alles schwierig, mieser Kreislauf, «Scheiße, ich kann die nicht punktieren!», Gerenne, neue Verpackungen aufreißen, Desinfektion, alles wieder hinschmeißen, nochmal defibrillieren, auf dem verschütteten Desinfektionszeugs ausrutschen. Jetzt sei sie leidlich stabil im Herzkatheterlabor – ausatmen. Ich überlege, ob ich nicht doch lieber nach Hause möchte. Da liegt ja noch so viel Wäsche, und der Rasen könnte auch mal wieder gemäht werden. Aber: Essig ist's damit!

Der Star kommt um die Ecke. «Na, wie sieht es bei dir aus?» Die Frage ist rhetorisch; sie will nur von ihrem eigenen Leid ablenken, denn sie hat das Hippo im Schlepptau und für den Rest des Tages am Hals. Oh nein! Nicht das Hippo! Es handelt sich um eine Krankenschwesternschülerin, die auf der Suche nach großen Sensationen auf der Intensivstation Erfahrungen sammeln will. Im Wege stehen ihr leider unzählige überflüssige Kilos, was mir im Prinzip egal sein könnte, wenn diese sie nicht so kolossal in ihrer Bewegungsfreiheit einschränken würden. Ein schnelles Zur-Seite-Springen ist ihr kaum möglich, sie steckt in ihrer grünen Kluft wie eine Wurst in der Pelle und zupft und fummelt permanent am verrutschenden Kittel herum und – sie steht ständig im Weg. Kunststück. Wie ein Paparazzo auf der Suche nach dem ultimativen Superbild ist sie grundsätzlich als Erste vor Ort, kann dann aber dort mangels Wissen und Erfahrung wenig ausrichten. Der beste Platz zum Gucken ist leider immer der, an dem alle vorbeimüssen. Wie eine deutsche Eiche steht Hippo da und bewegt sich in der Regel erst nach sehr deutlichen Worten. Ich hatte gehofft, dass ihr Einsatz nach meinem Urlaub längst beendet sein würde, aber dem ist offenbar nicht so.

Telefonisch wird mir mitgeteilt, dass die Patientin, Frau Kampe, weiterhin instabil und gleich mit einer IABP zurück auf die Station kommt. Mit einer IABP[1]. Großartig. Das bedeutet eine behagliche Geräuschkulisse, ein permanentes pulssynchrones Rumpeln, Gepiepe bei Störungen, als wenn es nicht schon genug rumpelt, und noch mehr Kabelsalat. Mit dem sicheren Gespür für nahende medizinische Desaster bekommt Hippo sofort Ohren wie Rhabarberblätter und riecht Lunte: Bei mir im Zimmer wird es heute richtig zur Sache gehen!

---

1 **I**ntra**a**ortale **B**allon**p**umpe: mechanisches Unterstützungssystem zur Entlastung und Unterstützung des in seiner Funktion schwer geschädigten Herzens (z.B. nach Infarkt), um unter anderem das Sauerstoffangebot für den Herzmuskel zu erhöhen.

Während der Star und ich überlegen, wie wir uns auf das Ganze am besten vorbereiten, stapft Hippo schon durch die Räumlichkeiten, fragt, quatscht und weckt die schlafende Frau Schnabel im Nebenbett auf. «Wo bin ich?», fragt die alte Dame verwirrt. Bravo, Hippo, eine reife Leistung.

Dann hören wir schon das Gepiepe und Gerumpel der sich nahenden mobilen Beatmungseinheit und der angekündigten Gerätschaft, die es um die bereits im Flur stehenden Besucher herumzulenken gilt. Das Spiel beginnt.

Wir beauftragen Hippo, Frau Schnabel zu betreuen und von dem ganzen Krawall abzulenken, vielleicht möchte sie ja einen Tee haben. Warum muss diese bemitleidenswerte Person überhaupt in diesem ausgewiesenen Katastrophengebiet liegen? Die wahrlich brennenden Fragen kommen einem aber immer erst dann in den Sinn, wenn es zu spät ist. Augen zu und durch, Hauptsache, Hippo ist beschäftigt und fährt uns nicht in die Parade.

Der Maschinenpark wird mit einem ordentlichen Schwung in den Raum gefahren, nachdem ein fasziniert staunendes Ehepaar sich endlich entschieden hat, weiterzugehen. Es ist plötzlich so voll, dass der Star und ich uns fast aus den Augen verlieren, denn die Ärztin – Frau Anzug – aus der Frühschicht ist auch dabei, und der ganze Kram fährt nicht von alleine. Frau Anzug hegt eine besondere Leidenschaft für schicke Hosenanzüge, um das Tragen von grünem Baumwollknitter auszugleichen. Gemeinsam versuchen wir nun, Herr der Lage zu werden, zwischen der rumpelnden IABP und dem Beatmungsteil auf Rädern mit den schweren Gasflaschen, das solide am Fußteil des Bettes festgeschraubt wurde. Ein konfuses Durcheinander beginnt: Infusionsflaschen und Zuleitungen werden sortiert, Spritzenpumpen schleunigst eingespannt, EKG-Kabel entwirrt. Zurufe, Fragen nach Dosierungen, «Wie hoch läuft das denn hier?», Diagnosen und Vermutungen schwirren durch den Raum. Wir stellen fest, dass noch geröntgt werden sollte. Doch kaum haben wir eine vernünftige EKG-Ableitung auf dem Monitor, fängt die Flimmerei wieder an. Alle sind bis in die Haarspitzen angespannt. Auch das Hippo ist völlig aus dem Häuschen – endlich die ersehnte Action, was für eine verdammte Show!

Im Grunde nehme ich die Patientin erst jetzt als Person und nicht nur als Diagnose wahr. Frau Kampe ist Mitte vierzig, sie hat halblange dunkle Haare und eine schön geschwungene Nase. Merkwürdig, dass mir das in diesem Moment auffällt. Während Frau Anzug mit der Herzdruckmassage beginnt und der Star mit flackernden Augen die Medikamente auf Zuruf in die Zugänge spritzt, gelingt es mir, mit der Eleganz einer Antilope an der IABP vorbei in den Flur zu springen – mitten hinein in eine Gruppe Besucher, die natürlich rein zufällig vor dem Zimmer zum Stehen gekommen ist. «Wo liegt denn Herr Hellmann?», höre ich einen Mann fragen, während ich versuche, den dringend benötigten Defibrillator, der wegen Überfüllung des Zimmers kurzfristig im Flur zwischengeparkt wurde, um seine Beine herum zu bugsieren. Wen sucht er? Just in dem Moment fahre ich das Gerät einer älteren Dame in den Hintern, woraufhin die sich empört umdreht – und stehen bleibt. Eine klare Pattsituation, die mich wenn auch nur kurz außer Gefecht setzt: Ich muss vorbei, aber sie steht im Weg. Vielleicht ist der Unterschied zwischen dem Wahnsinn bei uns im Krankenhaus und dem Rest der Welt gar nicht so groß, wie ich immer denke. Es ist wie draußen in der freien Wildbahn, wenn man auf dem Fahrrad klingeln muss und sich die Leute umdrehen, verdutzt gucken und stehen bleiben, womit ihr Schicksal besiegelt ist. Man fährt in sie hinein.

Ein Schienenfahrzeug für die Belegschaft auf der Intensivstation zu installieren, wäre gewiss eine sinnvolle Idee, so etwas wie einen Auto-Scooter oder ein Papa-Mobil. Sinngemäß heißt es ja, dass die meisten Deutschen ihr Auto nicht dafür brauchen, um schnell und trocken von einem Ort zum anderen zu kommen, sondern um Recht zu haben. Man kann hupen oder klingeln oder gleich das Martinshorn anschmeißen, je nach Dringlichkeit. Und es wird einem Recht gegeben. Zähneknirschend, aber prompt.

«Wenn ich hier mal vorbeidürfte, es eilt ein wenig.» Ich versuche freundlich zu klingen, es kommt aber nur ein undeutliches Knurren heraus. Augenscheinlich macht aber der Ton die Musik, und die Frau geht zur Seite. Der Punkt geht an mich. Meine Zufahrt ins Zimmer wird jäh vom Hippo vereitelt, die natürlich bei der alten Frau alles stehen und liegen gelassen hat und zur Tür hinausgewalzt kommt, weil irgendjemand sie leichtsinnigerweise damit beauftragt hat, irgendwas zu holen.

Die Lage ist weiterhin prekär, Frau Anzug schwitzt und drückt weiter auf dem Brustkorb dieser armen Frau herum. Das Bett ist für eine länger andauernde Beatmung viel zu niedrig eingestellt, doch die ganzen Maschinen und Geräte sind immer noch festgeschraubt und machen eine Regulierung der Höhe unmöglich. Hektisch schraubt der Star die Gerätschaften vom Fußende, leicht ist es nicht. Etwas, das unter hoher Adrenalinausschüttung angeschraubt wurde, lässt sich später mit verschwitzten Pfoten nur schwer lösen. Mit vereinten Kräften schaffen wir es schließlich doch, nebenher wird noch eilig der Defibrillator angeschaltet, und eine elektronische Melodie orgelt durch das Zimmer. «Zurück vom Bett!» ruft Frau Anzug laut, und durch den Körper der Frau zischen 360 Kilojoule. Bringen tut es leider nichts, auch ein zweiter Versuch verspricht keine Besserung ihres Zustands. Allmählich schleicht sich ein Gefühl der Panik und Ratlosigkeit bei uns ein. In der Tür steht das Hippo und hält Maulaffen feil sowie eine Spritze mit Narkosemittel in der Hand. Als ihr der Star das Narkosemittel aus der Hand reißt, stellt sie fest, dass es die falsche Dosierung ist, und rennt schließlich selber los. Frau Anzug drückt weiter; allmählich müssten ihr doch eigentlich mal die Arme wehtun! Ein besseres Training für den Trizeps als eine Herzdruckmassage gibt es eigentlich gar nicht. «Scheiße», ächzt sie, «was ist das bloß für ein Mist, ich krieg die überhaupt nicht wieder!» Der Schweiß steht ihr auf der Stirn, rinnt hinunter zur Nase und tropft auf ihren Kittel. Wir rennen aus dem Zimmer, holen noch mehr Medikamente und ziehen sie auf. Wir haben schon fast all unsere Kollegen eingespannt, und es geht zu wie auf einem Hühnerhof. Auf dem Flur ist ordentlich Betrieb, und es beginnt ein aufreibender Slalom zwischen den neugierigen Besuchern, denen die dramatische Stimmung selbstverständlich nicht entgeht. Nur wenige gehen direkt zu ihren Angehörigen. Wo bleibt eine Durchsage wie in der U-Bahn à la «Zuurrrrrückbleiben bitte!»? Oder am besten noch jemand, der wie im Stadion mit dieser Kiepe voller Plastikbecher, einem Biertank auf dem Rücken und einem Korb mit Brezeln umhergeht? Den Zuschauern soll es an nichts mangeln. Wir Spieler haben wohlgemerkt noch nicht mal die Halbzeit erreicht.

Da das Zimmer strategisch günstig am Eingangsbereich des Traktes liegt und die Tür offen ist, ist der Anreiz, mal einen kurzen Blick zu riskieren, natürlich groß. So können alle, die wollen – und es wollen viele! – sehen, wie wir da herumrennen, wie eine vermummte Ärztin versucht, noch irgendwo etwas hineinzustechen in diesen Körper, wie die Brüste der sterbenden Frau bei der Herzmassage wippen und Frau Anzug schon reichlich erledigt und leise fluchend ihr Bestes gibt, wie die IABP rumpelnd pumpt und zwischendurch piept. Tatsächlich guckt plötzlich ein Ehepaar um die Ecke.

«Guten Tag», sagt die Frau ganz ruhig, «hier lag gestern noch mein Schwager, wo liegt der denn jetzt?» Und sie und ihr Gatte gucken interessiert auf das Schlachtfeld. Habe ich irgendwas nicht mitbekommen? Hat es doch eine Durchsage gegeben, wie auf dem Jahrmarkt? «Treten Sie näher, meine Damen und Herren, hier geht es absonderlich zu!» Die Einladung zu der Freak-Show, in der Leute mit drei Armen sitzen oder durchgesägt werden, habe ich in der Hektik allem Anschein nach verpasst.

Während Hippo wichtig guckt wie ein Hund auf dem Beifahrersitz, geht dem Star der Hut hoch. «Ich hab keine Ahnung, wie Ihr Schwager heißt und wo der liegt, raus hier, das kann ja wohl nicht wahr sein!», flucht sie und drückt die Frau rückwärts raus. Es hätte nicht viel gefehlt, und die Frau hätte sich eine gefangen. Die Freak-Show fällt vorerst aus.

Die Visite kommt. Da das Zimmer schon randvoll ist, bleiben freundlicherweise alle draußen. Es beweist aber, dass sich unsere recht aussichtslose Lage schon bis zur Oberarztebene herumgesprochen hat. Hier kann man einfach nur noch machen und gucken, was dabei herauskommt. Es ist, schon räumlich, kein Platz für großes Fachsimpeln oder einen verbalen Schlagabtausch, den sowieso der Oberarzt gewinnen würde – es sei denn, es befindet sich so eine Art «Alphatier-Ersatzmännchen» mit im Raum, da könnte es heikel werden. Revierkämpfe wie in der Fauna. Das würde jetzt noch fehlen, dass hier irgendein Pfau sein Rad schlägt! Außerdem sind genug Personen mit Durchblick vor Ort, die einfach nur noch schuften und das aus Leibeskräften, nämlich wir, der Star und ich und Frau Anzug, die allmählich Ränder unter den Augen bekommt und sich auf ihre Ablösung freut, den Vollbart. Der Vollbart hat eigentlich stets eine gute Grundstimmung, aber angesichts der Situation, die er hier vorfindet, ist sie quasi auf dem Nullpunkt. Es ist zwar sehr beruhigend, dass man uns heute eine übermotivierte Heißdüse erspart, aber der Vollbart guckt nicht so, als würde er sich freuen. Er spricht mit Frau Anzug ab, dass er die Visite noch eben schnell zu Ende macht, dann wird leise die Lage geschildert, gemurmelt, abgewägt, geplant, überlegt und weitergemacht wie bisher. Der Tross zieht weiter in Gefilde, in denen die Lage mehr verspricht und guter Rat nicht allzu teuer ist.

Schlagartig fällt mir Frau Schnabel aus dem benachbarten Bett ein! Die habe ich komplett vergessen. Hippo auch, sie ist so fasziniert von allem, was um sie herum geschieht, dass sie das Einzige, um das sie sich kümmern sollte, vergessen hat. Sie ist genauso Zuschauerin, und um mir die brennende Frage zu be- antworten, was von einer Schwesternschülerin zu erwarten ist, bin ich zu gestresst, das muss warten. Ich stelle aber mit Erstau- nen fest, dass die Frau schläft. Sie schläft! In dem ganzen Ge- tümmel, Geklapper und Gerenne schläft die Frau einfach. Ich werde blass vor Neid.

Kurzfristig scheinen sich unsere Bemühungen zu lohnen. Das Herz von Frau Kampe schlägt einigermaßen regelmäßig, sie hat sogar einen akzeptablen Blutdruck. Kein großes Wunder bei diesen horrenden Katecholamin-Dosen, die einer pharmakolo- gischen Dauerreanimation gleichkommen. Trotzdem freuen wir uns über die kurzfristig überraschende Wendung und finden Zeit, einmal tief durchzuatmen.

Der Star und ich gucken uns an, wir gucken Frau Anzug an und sie guckt uns an, wir starren irgendwie gegenseitig durch uns hindurch und bemerken erst jetzt so richtig, dass wir völlig im Eimer sind. Frau Anzug atmet acht Liter Luft auf einmal ein und wieder aus und fährt sich durch die wirren Haare. Jede scheint zu überlegen, was sie jetzt sagen könnte, denn offenbar ist allen diese Ruhe unheimlich.

Der Star und ich beschließen, der Frau schnell ein Hemd überzulegen und ein bisschen Ordnung zu schaffen, solange sie einigermaßen stabil ist, ihr Mann wartet draußen, keine Ahnung, wie lange schon. Wir wollen es nicht schlimmer aussehen lassen, als es ohnehin schon ist. Als würde das die Lage verbessern. Während der Star also in Windeseile die Mülleimer ausleert und Hippo ein Hemd holen lässt, wasche ich der Frau das Gesicht und schicke mich an, endlich auch mal die Pupillen zu kontrollieren. «Scheiße, guck mal», sage ich zum Star, und wir sehen zwei geweitete und entrundete Pupillen. Frau Kampe ist im Grunde tot. Hippo kommt mit dem Hemd rein und sagt tatsächlich «Oh, ich will auch mal gucken», verheddert sich prompt mit den Füßen in den am Boden liegenden Kabeln der IABP und fällt fast ins Bett. Nach all dem Gedrängel und Gegaffe auf dem Flur ist sie der Tropfen, der das Fass zum Überlaufen bringt. Der Star hat plötzlich eine sehr rosige Gesichtsfarbe und böse glitzernde Augen. Ich atme tief durch. «Pass auf», richte ich mühsam beherrscht das Wort an Hippo, «das ist kein Show-Event. Diese Frau stirbt gerade und ihr Mann wird gleich reinkommen. Wenn du das nicht begreifen kannst, dann geh bitte raus und hilf den anderen.» Hippo schluckt trocken und piepst ein leises «Okay!». Fast tut sie mir leid, aber irgendwann ist es auch mal gut.

Schweigend legen wir das Hemd über den bläulichen und beatmeten Körper und fragen uns, was das alles noch soll. Und wohin das führt, obwohl wir das eigentlich wissen. Eine Pause – von mir aus auch ohne Bier – wäre gut, aber es geht weiter, denn Frau Anzug kommt und fragt, ob der Mann zu seiner Frau könne, sie würde gleich mit ihm sprechen. Wir erzählen ihr vom Blick in die Pupillen der Patientin. «Ja, das geht hier nicht gut, ich weiß,» sagt sie erschöpft. In ihrer Haut möchte ich jetzt nicht stecken, solche schlimmen Nachrichten den Angehörigen zu überbringen ist einfach eine grässliche Aufgabe.

Ich gehe los, um den Ehemann aus dem Wartebereich abzuholen. Immer noch gleicht der Gang über den Flur einem Spießrutenlauf, als ich zur Stationstür gehe und den Mann aufrufe.

«Wo liegt denn Frau Müller?»

«Können wir einen Arzt sprechen?»

Herr Kampe sitzt wachsbleich auf einer Sesselkante und taumelt, als er aufspringt. Ich weiß nicht, was ich sagen soll, während wir nebeneinander über den Stationsflur Richtung Zimmer gehen, jeder Satz klingt doch jetzt total bescheuert, und dann bricht er plötzlich in Tränen aus. Er steht mitten im Flur und weint. Nun wird auch er natürlich von allen, die vorbeigehen, interessiert beäugt. Was mache ich hier? Und was soll ich jetzt tun? Ich lege ihm meine Hand auf die Schulter und komme mir entsetzlich linkisch dabei vor. Er guckt mich an und schnieft. Wir nicken uns zu und gehen in das Zimmer hinein. Man guckt uns hinterher und tuschelt, sicher finden es alle ganz schlimm, ja, ja.

Durch das Fenster lugt die Meise – ist das noch dieselbe oder wechseln die sich ab? Überall wittere ich unliebsame Zuschauer. Frau Anzug flüstert: «Mach mal fünf Minuten Pause, ich versuch zu erklären, was los ist, und dann müssen wir überlegen, was wir hier überhaupt noch machen, ich bleib hier drin.»

Ich finde gut, dass nicht ich das mit dem Mann besprechen muss, nicke Frau Anzug zu und gehe schweigend.

Auf dem Flur ist immer noch viel los, wie auf einem Bazar. Diejenigen, die schon mal vorbeigegangen sind und geguckt haben, schauen mich jetzt an – kann man in meinem Gesicht Spuren des Erlebten erkennen, Tränen, Schweiß, irgendetwas? Blut käme sicher auch gut. Offenbar finden sie es sehr bedauerlich, dass die Ärztin die Tür von innen geschlossen hat, der Bürger hat ja ein Recht auf Information. Ich plumpse auf ein marodes Bürostühlchen am Hauptarbeitsplatz. Der Computerbildschirm flirrt, überall liegen Zettel und Ausdrucke von Laborwerten herum, mittendrin thront majestätisch das Telefon. Jemand hat eine Packung Kekse mitgebracht, die zwischen dem Locher und einigen Kaffeetassen steht. Ich trinke mindestens einen Liter Mineralwasser in einem Zug; ich habe das Gefühl, dass mein Gehirn völlig vertrocknet ist. Der Star rührt gedankenverloren in ihrem Kaffeebecher herum, Hippo ist irgendwo beschäftigt. Die Frau, der ich vorhin den Defibrillator ins Gesäß gefahren habe, kommt und guckt uns etwas schnippisch an. «Erst auf dem Flur einen auf dicke Hose machen und dann rumsitzen und Kaffee trinken» – das springt ihr quasi aus den Augen.

«Ist es jetzt ruhiger für Sie?», fragt sie scheinheilig. Ich muss einen kapitalen Rülpser unterdrücken. Wir stehen auf und gehen nach draußen, um eine Zigarette zu rauchen, bevor ich mich vergesse und die Nächste angewettert wird. Hippo kommt mit. Was ist bloß los mit den Leuten? Gibt es heute nichts Gutes im Fernsehen? War selbst die «Blöd»-Zeitung zu öde?

Wir sollten eine Abteilung für Event-Management gründen, die auch die Qualitätssicherung übernimmt, phantasieren der Star und ich. Endlich mal etwas Reelles. Schon weil die Kliniken immer so gerade an der großen Pleite vorbeiwirtschaften. Keine kryptischen Diagramme mehr auf den Flipcharts, nein, endlich mal eine gute Planung. Wie wäre es zum Beispiel mit einer Durchsage: «Sehr geehrte Besucherinnen und Besucher!» – politisch korrekt und zeitgemäß – «In Kürze bekommen Sie die einmalige Chance, einer Reanimation beizuwohnen. Nehmen Sie auf bequemen Sitzgelegenheiten Platz und beobachten Sie die dramatischen Zuspitzungen der Ereignisse! Anschließend können Sie bei einem kleinen Imbiss und gekühlten Getränken Ihre Gefühle aufarbeiten. Ein Krisenmanagerin sowie ein Pastor werden anwesend sein. Wir freuen uns auf Sie!»

Oder doch besser auf einem Informationsblatt? Eine Durchsage wäre vielleicht zu marktschreierisch. Wir wollen ja keinen Käse verkaufen, auch wenn wir ihn manchmal produzieren. Man könnte mit hübscher Schrift dem Ganzen auch einen Hauch Exklusivität verleihen, wobei man «exklusiv» dann mit «c», also «exclusiv» schreiben sollte, in dieser hässlich verschnörkelten «Künstlerschreibschrift», und dann am besten in Gold. Das Design muss bei so etwas stimmen, sonst wirkt es zu billig. Man könnte Soziologen, Psychologen und Philosophen in die Planung integrieren, denn natürlich wäre es zudem interessant zu erfahren, ob die Masse Mensch noch moralische Grenzen kennt oder für ein gutes Unterhaltungsprogramm genau diese mühelos überschreiten wird. Also auch noch die Anthropologen mit ins Boot holen. Ein Riesending wird das! Hunderte an Dissertationen stecken darin, wenn man sich nur Mühe geben wollte.

Der Star ist völlig begeistert. Wir könnten damit einen Preis gewinnen, irgendwas mit «Innovation» wäre toll, «Preis für innovatives Event-Management auf Intensivstationen». Eine Art Sonderpreis, der dann auf einem wichtigen Kongress verliehen wird. Erst werden die wissenschaftlichen Vorträge und die Posterpräsentationen von irgendwelchen Wichtigtuern mit großem Latinum prämiert, und dann sind wir dran, der Star und ich. Wir wären schick angezogen und hätten tolle Frisuren. Wir bekämen eine Urkunde, einen üppigen Blumenstrauß und selbstverständlich auch eine kleine Prämie. Aber dann schießt Hippo den Vogel ab – sie fände ein Public Viewing ungleich erfolgversprechender; man könne die Reanimation auf einer Großbildleinwand im Café zeigen und bei gutem Wetter draußen, wie bei der Fußball-WM. Und die Leute könnten dann in Ruhe noch ein Stück Torte weghauen, während auf der Leinwand die Post abgeht. Der Star und ich gucken Hippo an und fangen schallend an zu lachen. Die Vorlage hat sie sauber ins Tor gedreht. Prompt bessert sich die Stimmung. Wir überlegen, einfach draußen zu bleiben, gehen aber doch wieder hinein. Die Halbzeit ist vorbei. Das Bier gibt es später. Brezeln sind aus.

«Ätzend, einfach ätzend», macht sich Frau Anzug vor dem Zimmer halblaut Luft, «die Frau ist nur zehn Jahre älter als ich, das ist einfach Scheiße.» Wo denn der Mann sei, frage ich. Der wäre gerade unterwegs, seinen besten Freund abholen. «Waaas? Der fährt jetzt Auto? Der ist doch völlig fertig!», echauffiere ich mich, aber Frau Anzug hat sich versichern lassen, dass seine Begleitung ihn fährt, das habe er selbst so gut es ging noch organisiert. Jetzt holt er sich die Verstärkung, die er braucht. Das kann ich verstehen und hoffe nur, dass die Frau so lange stabil bleibt, bis er wieder da ist. Frau Anzug sieht dafür schwarz.

Ich linse um die Ecke. Die Frau Schnabel lächelt mich verschlafen an und sagt freundlich «Guten Tag!» Das Hippo kommt herbeigeeilt. Sie hat ein Kännchen Tee dabei und irgendwo in der Küche noch ein Stück Kuchen ergattert und fängt an, Frau Schnabel beim Hinsetzen behilflich zu sein, legt ihr die Decke um die Schultern und kämmt ihr die Haare. Alles ganz ruhig und liebevoll. Ich finde plötzlich, dass Hippo durchaus Qualitäten hat, und die Public-Viewing-Geschichte war auch ein echter Knüller. Anscheinend hat sie jetzt aber auch gecheckt, wo heute der Hase langläuft, und macht ihre Sache richtig gut. Die alte Frau schlürft geräuschvoll ihren Tee und gibt einen genießerischen Laut von sich. Draußen sitzen jetzt mehrere Meisen und schielen neidisch auf den Kuchen.

Ich versuche all das, was wir bisher gemacht haben, in irgendeiner Form chronologisch auf dem riesigen Kurvenblatt zu dokumentieren, die Dosierungen der Medikamente auf den aktuellen Stand zu bringen, die Beatmungsparameter, Daten, Zahlen, Fakten. Ich reduziere die Frau auf eine Zahlenmenge, Urinausscheidung in Millilitern, mehr kommt da nicht mehr, die Bezifferung von diesem und jenem und dann diese gruseligen Pupillen. Ich gucke sie mir nochmal an, ja, die sehen immer noch genau so aus. Aber wieso sollte sich das auch geändert haben?

Während ich also versuche, mich zu konzentrieren und mich hinter diesem Schutzwall aus Zahlen zu verschanzen, höre ich die sonore Stimme des Vollbarts im Flur und gucke um die Ecke: Der Vollbart geht so, als hätte man hinten an seinem Kittel Fäden befestigt, an denen ihn jemand ein bisschen nach hinten zieht. Es ist ihm deutlich anzumerken, dass er gar nicht in dieses Zimmer möchte, denn er weiß genau: Wenn er hier hineingeht, kommt er da so schnell auch nicht wieder hinaus, und es wird böse enden. Und tatsächlich: Kaum haben wir Luft geholt, um uns zu begrüßen und uns über die Sachlage auszutauschen, fängt das Herz der Frau wieder an zu flimmern.

Wir fangen wieder von vorne an; ich drücke in regelmäßigen Abständen auf den Brustkorb der Frau, obwohl es mir vollkommen blödsinnig erscheint, der Star kommt angerannt. Sie kommt mit ihrer eigenen Arbeit überhaupt nicht voran. «Oh nein!» entfährt es ihr und sie rennt los, wieder der Zickzack-Parcours durch die Besucher, um weitere Spritzen aufzuziehen, um die der Vollbart sie bittet. Man spürt geradezu seinen Zweifel, seine Stirn ist diagonal von einer Falte zerfurcht. Er sieht aus wie ein altgriechischer Denker, der an einer richtig harten Nuss zu knacken hat, und im Gegensatz zum Satz des Pythagoras oder ethischen Grundgedanken ist das, was wir da gerade tun, von sehr geringem Nutzen.

Es fühlt sich auf einmal an, als würde ich auf einer dieser Puppen aus dem Erste-Hilfe-Kurs herumdrücken, diese Puppen, die meistens keine Beine haben, sondern nur angedeutete Beinstümpfe aus dem gleichen Stoff wie die schicke Trainingskombination, in die die Karins oder Trixis ab Fabrik gesteckt werden. Warum nennt man sie nicht mal Cheryl? Das klingt wenigstens nach Glitzer und Las Vegas. Im Prinzip braucht man ja nur den Brustkorb, um die richtige Druckstärke und -frequenz zu üben. Und manchmal auch den Mund, in dem Gummizähnchen stecken, die sich bereitwillig nach hinten biegen, wenn man auch noch Intubieren üben soll und einen Tubus dort hineinsteckt. Trotzdem drängt sich natürlich die Frage auf, warum man eine ganz akute Wiederbelebungssituation ausgerechnet an einer Attrappe üben soll, der bereits beide Beine fehlen. Viel Raum für ethische Diskurse ist in der Regel in solchen Kursen aber nicht vorhanden.

Mich holt die Realität ein, und ich beende mein Gedankenspiel abrupt. Gerade kommt der Oberarzt herein und guckt sich die sinnlosen Arbeitsbeschaffungsmaßnahmen an. Der Vollbart weiß nicht mehr weiter, ich nicht, der Star auch nicht, und bevor mich der Vollbart bei der Herzdruckmassage ablöst, entscheiden wir relativ schnell, dass wir die Patientin jetzt in Frieden lassen. Wir überzeugen uns, dass die Narkose tief genug ist. Wir gucken nochmal in die Pupillen. Wir stehen vor dem Monitor und sehen Kurven und Zahlen, die man nicht mehr ertragen kann. Diese Zahlen kommen uns plötzlich hämisch und wichtigtuerisch vor – dieser ganze binäre Schund. Der Vollbart macht den unangenehmen Daueralarmton aus. Eine Null-Linie, durchbrochen von dem nun humpelnd rumpelnden Sound der IABP, ein paar kleinere Ausschläge, die allmählich abnehmen. Das Rumpeln stockt, es alarmiert unangenehm. Vorbei.

Frau Kampe ist tot.

Eine Zeitlang stehen wir einfach nur da. Wir gucken uns an, der Vollbart nickt und schreibt die Todesuhrzeit auf die Kurve.

«Was für ein beschissener Start», flüstert der Star und streicht mir über den Rücken. Sonst sagt keiner etwas. Die Stille ist angenehm und unheimlich zugleich. Wir decken die Frau zu. Alle Geräte sind ausgeschaltet. Die Frau Schnabel hat sich hingelegt und schläft schon wieder. Die Meisen sind weggeflogen. Ich muss hier raus.

Jetzt ist uns nicht mehr nach Herumkichern, und wir rauchen schweigend. Der Star muss in ihrem Bereich nach dem Rechten sehen, dazu ist sie in den letzten Stunden so gut wie gar nicht gekommen, und ich gehe wieder ins Zimmer und fange an, der Frau bemüht routiniert all die Kabel und Schläuche zu entfernen. Der Gedanke an den jederzeit wieder zurückkehrenden Mann sitzt mir im Nacken. Die Augen der toten Frau sind halb offen, ich fühle mich irgendwie beobachtet und schließe ihre Lider. Alles Routine, auch das dumpfe Gefühl im Magen, alles Routine.

Der Star steht im Türrahmen: «Herr Kampe ist da.» Schluss mit dumpfen Gefühlen im Magen, her mit der Empathie, vor allem her mit dem Vollbart, der dem Mann erst mal schonend beibringen muss, dass uns seine Frau vor einer knappen Viertelstunde unter den Händen gestorben ist. Der Vollbart ist ganz routiniert, inklusive Magendumpfheit. Er empfängt den Mann, der das alles schon geahnt zu haben scheint. Herr Kampe zittert und sieht ziemlich verheult aus, hat sich bei seinen Freunden rechts und links untergehakt und wirkt plötzlich regelrecht gebrechlich. Er stellt die beiden Männer mit erstickter Stimme als Mitbewohner seiner Hausgemeinschaft vor. Schweigend geben sie dem Vollbart die Hand, und das dumpfe Gefühl macht einer Art Reißen im Herzen Platz, so kläglich wirkt das schockierte Trio. Der Vollbart hat ganz schmale Lippen, als er die drei in den Besprechungsraum geleitet. Plötzlich steht der Kardiochirurg neben mir im Zimmer, der die IABP ausbauen soll. Wir arbeiten schweigend, schnell und konzentriert, Draht raus, Druckverband, weg mit der Rumpelkiste. Hippo hilft mir ein frisches Laken einzuziehen, überall ist Blut und Desinfektionsmittel. Wir beziehen das Kopfkissen frisch, kämmen Frau Kampe die Haare und decken sie zu. Wäre da nicht die bläulich-graue Gesichtsfarbe, so könnte man denken, sie schliefe. Aus dem Besprechungszimmer hört man trotz verschlossener Tür lautes Weinen und Schluchzen. Der Vollbart kommt völlig fertig heraus und schnorrt mich um eine Zigarette an. Dann verschwindet er nach draußen. Jetzt geht er, als müsse er genau darauf achten, nicht zu stolpern.

Die nächsten Herausforderungen stehen unmittelbar ins Haus. Die Begegnung mit dem am Boden zerstörten, trauernden Mann und seinen Freunden und das Herausfahren der Frau aus dem Zimmer in einen eigens dafür hergerichteten Raum, in dem die Angehörigen von der Toten Abschied nehmen können – vorbei an den Besuchern. Das ist die Krux. Zumindest für mich.

Hippo äugt hinaus auf den Flur. «Die Luft ist rein», flüstert sie, «keiner da, komm schnell!» Es klingt nach der Durchführung eines von langer Hand geplanten Verbrechens. Wir legen ein Laken über die Tote und quälen uns mit dem Bett aus dem engen Zimmer und fahren den Flur entlang um die Kurve – und da kommen auch schon Besucher. Sie gucken auf unser Bett, machen große Augen und fragen, wo der Ausgang ist. Es ist nicht zu glauben, denn sie stehen direkt davor. Nur noch fünf Meter und sie wären draußen! Aber nein, die Schaulustigen ziehen es vor, noch ein paar Eindrücke für eine Gruselgeschichte mitzunehmen. «Die haben eine Leiche an uns vorbeigefahren, fürchterlich, ein schlimmer Beruf, ich könnte das nicht, blablabla …»

«Da vorne», deute ich im Vorbeifahren, und dann biegen wir

um die Haarnadelkurve des Trauerzimmers. Hippo zündet eine Kerze an, dann holt sie eine Flasche Wasser und Gläser. Ich gehe zum Besprechungsraum. Mit feuchten Händen öffne ich die Tür, und drei verweinte Gesichter blicken mich an. Was soll ich sagen? Oder tun? Mein Kopf ist leer, und mir ist warm. Ich will hier weg. Alle stehen sie wie durch ein unausgesprochenes Kommando auf, der Mann sagt nichts, er fällt mir einfach weinend um den Hals und schluchzt so herzzerreißend, dass ich plötzlich einen entsetzlich dicken Kloß in der Kehle bemerke und um meine Contenance fürchte. Wo soll ich mit meinen Armen hin? Seine Fassung unter größter Anstrengung zurückerlangend, stellt sich der Mann wieder halbwegs gerade hin. Ich versuche, ein paar einigermaßen sinnvolle Sätze an dem Kloß im Hals vorbeizuwürgen. Es geht auch, aber das Ganze ist so furchtbar, dass ich nur das Nötigste schaffe. Ich sage, dass wir seine Frau in einen ruhigeren Raum gefahren haben, in dem er mit seinen Freunden in Ruhe bei ihr sitzen kann. Alle nicken schweigend und folgen mir. Ich muss mich bremsen, nicht zu schnell zu gehen. Es riecht nach Kerzen im Trauerraum; es muss entsetzlich sein, da hineinzugehen und zu erkennen, dass es das jetzt war mit dem Leben zu zweit, denn da liegt die Frau, die man geliebt hat, man liebt sie immer noch, aber sie ist einfach weg und tot. Eine Scheidung wäre ein Klacks dagegen. Es muss der blanke Horror sein.

Der Ehemann sinkt wie ein nasser Sack auf einen der Stühle. Sein Mitbewohner flüstert mir leise zu, dass gleich noch zwei weitere Freunde des Mannes kämen, ob das in Ordnung sei. Ich nicke, schließe die Schiebetür hinter den dreien und gehe zurück, im Rücken das Weinen.

Hippo hat inzwischen mit dem Star den Bettplatz wieder auf Vordermann gebracht, der ja nun frei ist und jederzeit wieder belegt werden könnte. Der Vollbart macht Papierkram und ist sichtlich betroffen; wir sind alle erstaunt von diesem rasend schnellen und üblen Verlauf. Die Frau, die der Star rückwärts zur Tür hinausgeschoben hat, kommt mit ihrem Mann vorbei und guckt uns grantig an.

Zum Trost und um mir das Gefühl zu geben, dass ich mich nach dem Urlaub nicht völlig umsonst hierher gequält habe, schaue ich nach Frau Schnabel. Sie ist noch schläfrig, findet aber Gefallen an der Idee, nochmal auf der Bettkante zu sitzen, um ein Käsebrot zu essen. Sie ist noch ein wenig zitterig und putzt sich etwas umständlich die Zähne, danach sitzt sie wie eine alte Katze mit gekrümmtem Rücken vor mir und lässt sich den Rücken einreiben. Dazu macht sie genießerisch brummende Geräusche. Ich beruhige mich allmählich.

Der Mann und seine Freunde gehen schließlich nach etwa einer Stunde. Sie verabschieden sich alle mit Handschlag bei mir und dem Vollbart. Beklommen sehen wir ihnen hinterher, wie sie wie betäubt durch die automatische Stationstür verschwinden. Einer von ihnen trägt den Plastikbeutel, in dem die Schuhe der Frau stecken, ihre Jeans und das T-Shirt. «Was macht man dann bloß damit», frage ich mich, würge den Gedanken aber schnell wieder ab, weil mir nichts anderes als «wegwerfen» einfällt.

Trotz des abnehmenden Besucherstroms sind der Star und ich uns nicht ganz sicher, ob wir es ohne unerwünschte Zuschauer unbehelligt in die Pathologie schaffen. Der Raum wird gebraucht, auf dem Nachbartrakt ist auch jemand gestorben, und ein Stau vor dem Trauerzimmer macht ein schlechtes Bild. Wir tun so, als würden wir den ganzen Tag nichts anderes machen, gucken ernst und professionell, als wir die verdeckte tote Frau am Wartebereich der Intensivstation vorbeifahren, wo natürlich wieder alle die Hälse recken. Nachdem wir an einer interessiert guckenden kleinen Menschentraube vorbeigefahren sind, die vor den Fahrstühlen wartet, sind wir froh, endlich in der Pathologie angekommen zu sein. Niemand spricht uns dort an. Wir hieven schweigend die Frau in das Kühlfach und haben es plötzlich doch eilig, wieder wegzukommen. Wie niederschmetternd, wenn man sieht, dass von einer menschlichen Existenz nichts anderes als ein paar Formulare übrig bleiben.

Auf dem Rückweg kommen wir an der Kantine vorbei. Es sind ziemlich viele Menschen da, ganze Familien, die zusammen Kuchen essen, reden und lachen. Der Star und ich stellen uns vor, dass wir mit einiger Verzögerung zurück auf die Station kommen, etwa zwei bis drei Stunden, weil wir uns in der Kantine auf diesen Nachmittag erst mal anständig einen genehmigen müssen. Wir fragen uns, ob das wohl Stunk gäbe. Da es in der Kantine sowieso nur Kaffee und alkoholfreie Designer-Brause gibt, reißen wir uns zusammen und gehen zurück. Das war die qualvolle Verlängerung. Das Spiel ist fast aus.

Ich decke Frau Schnabel zu und frage sie, ob sie denn nachher noch schlafen könne, wo sie doch schon fast den ganzen Nachmittag geschlafen habe. Sie lächelt und sagt: «Ach, aber das ist auch so herrlich ruhig hier bei Ihnen!», und ich muss grinsen.

Es wird Abend und die Besucher gehen allmählich. Einige gucken doch tatsächlich nochmal in das Zimmer, in dem es vor einigen Stunden noch so dramatisch zuging. Liegt es am Fernsehen? Daran, dass es sich so gemütlich auf dem Sofa gruseln lässt, wenn in der Notaufnahme so richtig übel die Post abgeht? Weil man «das selbst nicht könnte», der Thrill, dabei zuzugucken, aber trotzdem immer wieder toll ist. Das Gute am TV ist, dass man nicht sofort als auf den Zehenspitzen stehender «Auch-mal-sehen»-Gaffer enttarnt wird. Man kann sogar sitzen bleiben und sich noch etwas zu trinken nehmen. In freier Wildbahn fällt das schon mal unangenehm auf. Ich frage mich, ob man das tatsächlich alles *Emergency Room* und George Clooney in die Schuhe schieben darf. Vielleicht haben die Leute aber schon vor der «Schwester-Stefanie-isierung» nicht mehr alle Latten am Zaun gehabt. Feierabend. Morgen werde ich mir ein Betäubungsgewehr kaufen. Für die Besuchszeit.

Monate später lese ich einen Satz von Thomas Kling, und obwohl er damit die Auftritte des *Cabaret Voltaire* zu Anfang des 20. Jahrhunderts beschreibt, bringt er gleichzeitig und unwissentlich unsere Situation an diesem Nachmittag auf den Punkt. «Sie zeigten multimediale Events, die vom Publikum in jeweils knallvollen Sälen mit einer Melange aus Schauder der Verstörung und dem Endlich-mal-was-los-Gefühl goutiert wurden.»

BLOODY SUNDAY

■ Ein Sonntag im Spätsommer. Man könnte jetzt prima mit dem Fahrrad über den Deich sausen und eine waghalsige Slalomfahrt um die x-beinig dahinstöckernden Inline-Skater und die Fahrrad fahrenden Ehepaare machen, die im Schritttempo umhergondeln, ohne umzukippen. Grundsätzlich fährt der Mann vor der Frau, quasi als Fährtensucher, und am Lenker keift aus dem Radio die Liveschaltung der Bundesliga. Der Mann bekäme gar nicht mit, wenn die Frau verschwinden würde. Wie viele Frauen verpassen täglich diese Chance!

Die Pflicht ruft aber auch am Sonntag, und auf der Fahrt in die Klinik treffe ich ein solches Sonntagsfahrrad-Ehepaar an, sogar in der «De-luxe»-Edition: Beide tragen trotz der Wärme ballonseidene Freizeitanzüge im Partnerlook sowie Turnschuhe aus dem gut sortierten Sportfachhandel. Auch das Radio ist an. Perfekt.

Einen Trost für den Spätdienst am Sonntag habe ich, denn ich bin nach der Arbeit mit einem Freund auf ein Feierabendbierchen verabredet und ahne noch nicht, dass ich an diesem Abend noch etwas ganz anderes brauchen werde als ein schnödes Pils. Vor mir liegt einer der ekelhaftesten Dienste meines Berufslebens.

In frisches «Grünzeug» gekleidet betrete ich die Station; es herrscht eine geradezu unheimliche sonntägliche Gemütlichkeit. Es passiert selten, dass noch nicht mal alle Betten belegt sind, wahrscheinlich ist das Wetter dafür zu gut. Tatsächlich scheint es manchmal so, als würden die Leute die Behandlung ihrer «akuten» Beschwerden, die sie schon seit drei Wochen haben, verschieben, bis es anfängt zu regnen.

Es ist traumhaft friedlich. Aus einer Ecke hört man leise Musik aus einem Radio, und an einem Monitor poppt ein kleiner, kaum bemerkenswerter Fehlalarm auf. Am Hauptarbeitsplatz herrscht entspannte Ruhe – die Computer befinden sich im Standby-Modus, auf den Abstellflächen stehen leere Kaffeetassen. Die Neonröhren sind ausgeschaltet, denn die Sonne scheint hell durch die Fenster. Umgeben von Regalen, in denen sich Laborscheine, Narkoseprotokolle, Stempel und der übliche Bürokleinkram befinden, sitzen die sechs Kollegen entspannt und müde auf den ergonomischen Stühlen, schreiben Pflegeberichte, unterhalten sich und warten auf die Ablösung.

Sie sind guter Dinge – zwar sind alle schon seit den frühen Morgenstunden auf den Beinen, aber alles ließ sich in Ruhe «wegarbeiten», den Patienten ging es so weit gut und es gab keine dramatischen Zuspitzungen. Jetzt freuen sie sich auf den Liegestuhl zu Hause unterm Sonnenschirm.

Bis zur Übergabe ist noch Zeit, wir sitzen draußen in der Sonne, trinken erst mal einen Kaffee und rauchen eine Zigarette. In den umliegenden Parzellen lärmen Familien. Ein Hund bellt. Sicher schmeißen sie bald den Grill an und kippen ein bisschen Benzin drauf, damit es schneller brennt.

Mit von der Partie ist heute der Giftzwerg – eine Kollegin, die wesentlich kleiner als ich ist und ihre geringe Körpergröße durch eine streitbare Persönlichkeit wettmacht. Der Giftzwerg lässt sich längst nicht alles bieten; schlagfertig und mit einer guten Portion Mutterwitz wieselt sie durch den Dienst, mit wirren, in alle Himmelsrichtungen abstehenden Haaren. Ein weiterer Vorteil am Giftzwerg ist ihr absoluter Pragmatismus. Es gibt nichts, was sie nicht irgendwie geregelt kriegen würde. Sie kennt keine Berührungsangst und fasst, ohne mit der Wimper zu zucken, alles an – sicher, mit Gummihandschuhen, aber dann wird nicht lang gefackelt. Andererseits sind wir beide auch schnell mal die «Masters of Desaster», denn wir erleben regelmäßig Schichten, in denen es so richtig zur Sache geht oder merkwürdige Sachen passieren. Es wird also spannend, wir werden es sehen.

Die Aufteilung geht schnell über die Bühne, die kurze Berichterstattung über den morgendlichen Verlauf beinhaltet noch ein kurzes Schmankerl, denn unter den wachen Patienten befindet sich ein älterer Herr im postoperativen Verwirrtheitszustand, der der Kollegin fröhlich mit seiner frisch gefüllten Urinflasche zuprostete und sich dann anschickte, einen tiefen Schluck daraus zu nehmen, bevor ihm der beherzt zugreifende Kollege die volle Flasche wegnahm. In der Intensivmedizin hat die Eigenharntherapie auch noch nicht allzu viele Freunde gefunden, und wir wollen hoffen, dass es dabei bleibt. Diesem Herrn und seinem Zimmerkollegen ist der Giftzwerg heute zugeteilt, und sie scheint mir auch genau die Richtige für den Job.

Ich habe zwei Patienten in meiner Obhut: Frau Hahn und Herrn Petersen. Frau Hahn liegt hinter einem Sichtschutz. Sie war vor einigen Tagen mit ihrem Mann im Einkaufszentrum und erlitt in der Gemüseabteilung plötzlich einen Herzstillstand. Der Ehemann hat trotz seiner Panik alles richtig gemacht und sie reanimiert. Aber es war Mageninhalt in die Lunge der Frau geraten. Nachdem der Notarzt die Frau intubiert hatte, konnte er ein paar unverdaute Erbsen absaugen. Oft erwarten einen kleine oder größere Überraschungen, wenn man Fremdkörper aus den Lungen der Menschen heraussaugt – Erbsen, Champignons (fein geschnitten) oder Nudeln. Manchmal begegnen einem aber auch Dinge, die ein bisschen größer sind und deshalb vor der Lunge querliegen, zum Beispiel so gut wie gar nicht gekauter Entenbraten, Schinkenstücke oder ein Stück

Banane. All diese Dinge gehören definitiv nicht in die Lunge. Tut man sie trotzdem dort hinein, entzündet sie sich, so einfach ist das. Trotz dieses Befundes geht es Frau Hahn den Umständen entsprechend gut; sie hat eine Narkose, ist beatmet, bekommt Antibiotika, der Kreislauf ist stabil, und sie scheint auch neurologisch so weit keine größeren Schäden davongetragen zu haben.

Herr Petersen ist Anfang 50, eigentlich ziemlich drahtig, Typ «sportlicher Manager». Dagegen spricht momentan allerdings seine Hautfarbe: Er ist aschfahl. Seit gestern Vormittag hat er mehrfach Blut erbrochen, eine Magenblutung ist schuld daran. Über ihm schwebt wie ein Damoklesschwert eine Not-OP, sollte die Blutung nicht zum Stillstand gebracht werden. Mit Schweißperlen auf der Stirn liegt er bleich in seinem Bett und ringt sich zur Begrüßung ein Lächeln ab. Den Vormittag ist er einigermaßen gut über die Runden gekommen, ist aber auch zu nichts anderem in der Lage, als sich kurz an die Bettkante zu setzen, wobei er nach wenigen Minuten schon völlig erschöpft ist. Ich werde für eine ruhige Grundstimmung im Zimmer zu sorgen haben, soweit das machbar ist, es kann noch stressig genug werden. Vorsichtshalber erkundige ich mich, wie viele Blutkonserven für Herrn Petersen vorrätig sind.

Mein Schichtbeginn verläuft geordnet, und ich gucke in Ruhe die Kurven durch, kontrolliere die Spritzenpumpen, die Medikamente in einer fest eingestellten und berechneten Geschwindigkeit in meine Patientin hineingeben, und wende mich dann Herrn Petersen zu, der matt in seinem Bett liegt und ängstlich wirkt. «Ich hab so eine Angst, dass ich operiert werden muss», sagt er leise. Er ist kreidebleich und hat riesige Ränder unter den Augen. Seit den späten Abendstunden des gestrigen Tages musste er sich nicht mehr übergeben, was vielleicht dafür spricht, dass man ihm diese OP ersparen könnte. Dass ihm der Konjunktiv nicht unbedingt weiterhilft, ist mir durchaus klar, ich weiß aber im Moment auch nicht so recht, wie ich ihn trösten soll. Er möchte versuchen zu schlafen und hofft, dass vielleicht ein bisschen Ruhe in seinem Kopf einkehrt. Ich sage ihm, dass ich immer in der Nähe bin und er sich jederzeit melden soll, falls es ihm nicht gutgeht. Dann stelle ich die Außenjalousie so ein, dass ihm die Sonne nicht direkt ins Gesicht scheint, und er hebt dankend die Hand.

Ich gucke mal, was in der Nachbarschaft so los ist, und sehe, dass der Giftzwerg schon alle Hände voll zu tun hat: der Mann, der den Inhalt seiner Urinflasche mit einer Fanta verwechselt hat, ist gerade aus dem Bett gestiegen, mit allen Kabeln und Zuleitungen. Man könnte darauf Bass spielen, so straff sind sie alle gespannt.

Der Giftzwerg grinst, als ich um die Ecke gucke: «Du kommst gerade richtig, wir müssen Herrn Recker hier mal in den Sessel helfen.» Ein guter Einfall, den Bewegungsdrang des alten Herren gleich dafür zu nutzen, ihn außerhalb des Bettes zu beschäftigen und ein wenig Normalität einziehen zu lassen, denn im Sessel sitzend könnte er die Zeitung durchblättern und seine besorgten Angehörigen überraschen, die jeden Moment zu Besuch kommen werden. Angetan mit Brille und seinen Hausschuhen wirkt er doch wesentlich vitaler. Auch wird ihn die Bewegung ein wenig anstrengen, um dorthin zu gelangen, was wiederum die Chance erhöht, dass er später müde ist, schläft und nicht ausreißt – oder erst später, wenn wir schon längst zu Hause sind. Der Giftzwerg erklärt Herrn Recker also, dass er in diesem gemütlichen Sessel, der bereits neben dem Bett steht, Platz nehmen darf, was aber auch heißt, dass er jetzt mitmachen muss. Das gelingt ihm leider so gut wie gar nicht, obwohl wir ihm Schritt für Schritt erklären, worauf es nun ankommt: aufstehen und die Knie erst mal richtig durchdrücken. Doch schon die erste Anweisung versteht er falsch, er denkt, er solle Kniebeugen machen und geht bedrohlich tief in die Hocke, so dass er fast auf Augenhöhe mit dem Giftzwerg ist. Wir schaffen es gerade noch, ihn wieder aufzurichten, und wir müssen kichern. Der Giftzwerg ächzt, Herr Recker ist schwer. Nun muss er eine kleine Drehung machen, um sich auf den Sessel setzen zu können. Der hat enorme Ausmaße, ist bezogen mit abwaschbarem Lederimitat und kann mittels einer Fernbedienung sogar in verschiedene Positionen gebracht werden. Für Herrn Recker ist es eine große Herausforderung, sich auf die geforderte Drehung zu konzentrieren. Vom Kraftaufwand her schafft er es allemal, aber die Koordination schlägt ihm doch das eine oder andere Schnippchen, und so schieben wir ihn mehr in die Richtung, in die wir ihn haben wollen. Endlich sitzt er auf diesem Rehabilitations-Thron und guckt uns zufrieden an. Dann legt er die Arme auf die Armlehnen, ruckelt prüfend daran und befindet: «Das ist ja ein dolles Ding!» und lächelt. Der Giftzwerg wischt sich die Schweißperlen von der Stirn: «Aber nicht wieder alleine aufstehen, okay?» Herr Recker nickt mit einem gnädigen Gesichtsausdruck und sagt: «Danke, die Damen!»

Unsere Hoffnung ruht nun auf der eingeläuteten Besuchszeit, denn es ist eine große Erleichterung, wenn die Angehörigen da sind und ihre Leute beschäftigen und von Ausreißversuchen abhalten. Meistens sind sie eine großartige Sortierhilfe für verwirrte Patienten, die sich von der fremden Umgebung und den fremden Menschen bedroht fühlen. Das ändert sich oftmals, wenn die Familie da ist. Und uns fehlt einfach die Zeit, nonstop daneben zu stehen, selbst wenn wir wollten.

Der Giftzwerg hat am Hauptarbeitsplatz noch eine Zeitung gefunden, die ein Kollege liegen gelassen hat, und reicht sie Herrn Recker. Damit ist er fürs Erste beschäftigt, und nachdem der Giftzwerg ihm seine Brille gereicht hat, hält er das Druckerzeugnis auch richtig herum. Das macht erst einmal einen soliden Eindruck.

In den anderen Zimmern ist es genauso ruhig. Entweder liegen dort Patienten, die ein Mittagsschläfchen halten oder lesen – oder sie sind beatmet und lesen nicht. Alle Kollegen wursteln friedlich vor sich hin, niemand braucht Hilfe. Ich beiße in meinen Apfel und bediene die Klingel, die gerade losdudelt – alle Besucher müssen zunächst klingeln. Dann nimmt man Kontakt über die Gegensprechanlage auf und fragt, zu wem sie möchten. Es kann schon mal sein, dass die Angehörigen warten müssen, zum Beispiel, wenn im Zimmer reanimiert, steril gearbeitet oder der Patient gewaschen und gebettet wird. Damit sie nicht ungewollt in brenzlige Situationen hineinplatzen, wird vorher mit dem betreuenden Kollegen geklärt, ob der Besuch hinein darf. Dieses Verfahren ist draußen neben der Klingel extra deutlich vermerkt, und trotzdem kommen manche einfach herein, ohne zu klingeln – «Die Tür war ja offen.» Dann stehen sie im Flur, gucken irritiert und verlaufen sich. Oder sie rennen einfach in eines der Zimmer, in dem sie ihren Angehörigen vermuten, und beklagen sich dort, dass das aber gar nicht ihr Mann sei …

Wie gerufen melden sich die Angehörigen von Herrn Recker. Ich lasse sie herein und höre wenige Minuten später ein erfreutes «Mensch, Vaddi, du sitzt ja im Sessel, super!».

Die Eule kommt über den Flur geschlendert. Sie ist heute Stationsärztin, und das finde ich super, denn die Eule ist eine ganz aufgeräumte und sorgfältige Ärztin, mit der gut Kirschen essen ist. Richtig Lust hat die Eule heute jedoch nicht; auch sie würde lieber im Garten sitzen und lesen, aber wir sind hier nicht bei *Wünsch dir was* und müssen somit an einem Strang ziehen. Die sonntägliche Ruhe lässt die Visiten-Karawane gemütlich loszockeln. Die Eule kennt die Hälfte der Patienten bereits aus ihren letzten Schichten, da bedarf es nicht allzu vieler Worte. Bei Herrn Petersen beschließen wir vorerst abzuwarten: Alle, am inständigsten der Patient selber, hoffen natürlich, dass die Bluterei aufgehört hat und er nicht operiert werden muss. Herr Petersen wirkt tatsächlich ein bisschen erleichtert. Ich gehe in die Stationsküche, um mir eine Flasche Wasser zu holen, nehme einen großen Schluck direkt aus der Flasche und gehe durch den Flur, der vom Sonnenlicht Blockstreifen bekommen hat. Durch die Fenster strahlt es hell hinein, man sieht den Staub im Licht tanzen. Ich gehe auf das Zimmer mit Herrn Petersen zu, sehe durch den Türspalt, wie er da liegt – und wie er sich auf einmal hastig aufrichtet, laut rülpsen muss und dann in einem armdicken Strahl Unmengen von angedautem Blut im hohen Bogen quer durch das Zimmer spuckt. Es klatscht und pladdert auf den Fußboden, auf den Sichtschutz zwischen seinem Bett und Frau Hahn, es tropft vom Bettgitter, und das Erste, was ich denke, ist: «Oh Gott, das muss ich jetzt aufwischen!» Ein klassischer Fall von pragmatischem Selbstschutz; ich tue mir plötzlich schrecklich leid, ekle mich und bin für einen kurzen Moment komplett ratlos. Jetzt bloß nicht innehalten, sonst wird es noch schlimmer, rufe ich mich zur Ordnung. Die Szene wirkt wie aus einem Film. Wie ferngesteuert rufe ich die Eule, laufe wie in Trance zum Wäscheschrank und hole Waschlappen, frische Bettwäsche und ein Hemd. Dann gehe ich zu dem wachsbleichen Mann, der wimmernd daliegt und immer wieder sagt «Das tut mir so leid, das tut mir so leid!», und die Marionette, die mir zum Verwechseln ähnlich sieht, muss alles auf einmal machen: den Mann trösten, den Waschlappen nass machen und ihm das Gesicht säubern und gleichzeitig höllisch darauf achten, nicht in diesen riesigen See aus ausgekotztem Blut zu treten, der sich da bräunlichschwarz im Zimmer verteilt. Ein See, in dem schwarze geronnene Blutklumpen in der Größe von Kinderschuhen liegen – und ich muss aufpassen, dass mir nicht schlagartig schlecht wird. Der Ekel trifft mich wie ein Keulenschlag. Mir wird nicht direkt schlecht; ich merke nur, wie mir der Schweiß den Rücken hinunterläuft, sich mir die Nackenhaare aufstellen und mir etwas schwindelig wird, weil ich offenbar zu flach atme, als würde ich auf gar keinen Fall wollen, dass all das eklige Zeug in irgendeiner Form in mich hineingerät, egal ob über die Luft oder gar in direktem Kontakt. Der steht mir schließlich noch bevor, weil ich diejenige sein werde, die das gleich aufwischen muss.

Die Eule kommt um die Ecke und schlägt die Hand vor den Mund. «Himmel!», entfährt es ihr leise. Herr Petersen fängt wieder an, sich zu entschuldigen, und genau wie ich vorhin beschwichtigt ihn die Eule und versichert ihm, dass er nichts dafür könne. Dann nimmt sie ihr Telefon in die Hand und ruft die Chirurgen an. Es sieht tatsächlich doch so aus, als wäre eine Not-OP vonnöten. Ich vermisse den Giftzwerg, aber die ist bei Herrn Recker beschäftigt. Sie wäre jetzt genau richtig hier, obwohl der Anblick eine Zumutung für alle ist.

Wie ein Engel erscheint plötzlich der Kollege aus der Schichtleitung, der die ganze Zeit im Dienstzimmer Papierkram erledigt hat. Er hat den Putzwagen dabei, ein Riesengefährt, bestückt mit einer Plastikwanne, in der desinfizierende Putzlauge herumschwappt, sowie Wischmopps und Lappen. Wortlos bindet er sich eine Plastikschürze um und fängt an, als gäbe es nichts Selbstverständlicheres, die riesige Blutmenge aufzuwischen. Das ist alles andere als einfach, denn die Blutklumpen flutschen aus den Papiertüchern heraus wie Egel. Man muss dicht heranrücken, weil man den ganzen See sonst niemals aufgewischt bekommt, und es stinkt wirklich fies. Wir verbrauchen Unmengen an saugstarken Papiertüchern, bis die gröbsten Spuren beseitigt sind. Mittlerweile trage auch ich so eine knisternde Schürze, habe zwei Paar Gummihandschuhe übereinandergezogen und wische

wie in Trance den Sichtschutz sauber. Der Engel aus der Schichtleitung meint, dass ich ruhig schon mal mit dem Bettzeug anfangen soll, denn er scheint zu merken, dass mir gar nicht wohl ist.
Und offenbar ekelt er sich nicht die Bohne. Faszinierend!

Ich helfe Herrn Petersen aus seinem bekleckerten Hemd und
streife ihm ein frisches über, als er «Ich glaube, da kommt noch
mehr!» ächzt und prompt dicke Backen hat. Ich fliege durch das
Zimmer, direkt zu dem Stapel nierenförmiger Pappschalen, die
für alles geschaffen wurden, was Menschen so ausspucken
könnten. Alles passiert wahnsinnig schnell, und dann kommt
auch schon, blubb!, die nächste Ladung. Allerdings ist es diesmal nicht mehr so viel, aber genauso widerlich. Herr Petersen
guckt kurz zur Seite, als müsse er sich kurz von dem Anblick
erholen, den der Inhalt in der Schale bietet. Dann guckt er mich
an und sagt: «Ich hab noch nie so was Ekliges gesehen!»

Ich gucke erst in die Schale, dann auf Herrn Petersen, und mir
rutscht ein «Ich auch nicht» heraus – und ich finde es sofort
gemein. Aber dann sehe ich, dass mein Patient anfängt zu lachen.
Ab jetzt, so scheint es, sind wir so etwas wie Leidensgenossen.
Wir haben beide noch nie etwas vergleichbar Unappetitliches
erlebt, und es ist eine wahre Wohltat, gemeinsam darüber zu
lachen. Allerdings bewundere ich ihn gleichzeitig auch über alle
Maßen für seine Leidensleistung. Ich nehme die Schale mit dem
Blut, stelle sie auf den Waschbeckenrand und lege ein Papiertuch
darüber, damit die Chirurgin, die gleich kommt, sich von der
Dringlichkeit ihres Erscheinens überzeugen kann. «Möchten Sie
sich vielleicht die Zähne putzen?», frage ich den leidgeprüften
Mann, der sofort nickt und zwar deutlich geschwächt, aber den-
noch energisch versucht, jede kleinste Erythrozyte[2] mit der Ein-

---

2 Erythrozyten: rote Blutkörperchen, zuständig u.a. für den Sauerstofftransport

wegzahnbürste auf ewig aus seinem Mundraum zu entfernen. Danach lehnt er sich in sein frisch bezogenes Kissen und atmet geräuschvoll aus. Er tut mir einfach leid, und ich möchte ihm gern noch etwas Gutes tun. «Möchten Sie vielleicht einen kühlen Lappen auf die Stirn haben?», frage ich ihn, und er lächelt mich an. «Oh ja, das wäre schön.»

Als ich mit dem frischen Waschlappen in das Zimmer zurückkehre, kommt auch schon die Chirurgin um die Ecke. Ich zaubere das Papiertuch von der Schale, und schon winkt sie etwas angewidert ab. «Danke, das reicht!» Die Chirurgin erklärt Herrn Petersen, dass das erbrochene Blut alt und geronnen war und somit vorerst kein Handlungsbedarf besteht. Herr Petersen wirkt zwar erleichtert, aber das «vorerst» hat auch er vernommen. Ich werde von der Ärztin gebeten, Bescheid zu sagen, wenn das nochmal passieren sollte, dann verlässt sie das Zimmer mit einem dezent grünen Stich um die Nase.

Ich gehe in den Flur und trinke Wasser. Ich bin erledigt. Zu gerne würde ich duschen, von diesem ganzen Stress-und-Ekel-Schweiß fühle ich mich entsetzlich klebrig. Der Giftzwerg kommt vorbei und hat gar nicht mitgekriegt, was in meiner Gruselbude los war, weil Herr Recker dringend auf den fahrbaren Toilettenstuhl musste. Der Transfer vom Sessel zum Stuhl gestaltete sich erneut kompliziert, und er hat leider ein bisschen auf den Fußboden gemacht, sodass der Giftzwerg auch wischen musste. Aber es war nicht so eklig wie bei mir. Als ich es ihr erzähle, klappt ihr die Kinnlade herunter. Wir melden uns kurz bei den anderen Kollegen ab und gehen an die frische Luft. Mir ist noch nicht mal nach Rauchen, weil ich immer noch diesen merkwürdigen Geruch in der Nase habe, der sich gerade gemütlich auf den Geschmacksknospen meiner Zunge niederlässt. Ich fummle einen Pfefferminzdrops aus meiner Kitteltasche und erzähle dem Giftzwerg die Details. Gemeinsam ekeln wir uns noch mehr und fangen an, hysterisch zu lachen. Doch als wir zurückkommen und den Flur entlanggehen, habe ich wieder das Bild vor mir, wie sich der Mann aufsetzt, und ich freue mich schlagartig mehr als sonst auf den Feierabend und ein kühles Bier. Noch verbleiben vier Stunden, in denen der nächste Vulkan ausbrechen kann.

Sie gehen ohne weitere Blutfontänen über die Bühne. Der ganze Dienst bleibt mit Ausnahme dieses einen Vorfalls ruhig, wobei ich Herrn Petersen mit Argusaugen beobachte, weil ich furchtbar Schiss davor habe, dass ich nochmal mit so einer extrem unangenehmen Putzerei konfrontiert werden könnte.

Die Eule ordnet bei meinem Patienten zwei Blutkonserven an, die nun nach und nach in ihn hineintropfen; sie ist beunruhigt und glaubt nicht, dass Herr Petersen wirklich um die gefürchtete OP herumkommt. Das behält sie aber vorerst für sich, damit Herr Petersen nicht noch panischer wird, als er es ohnehin schon ist. Im Moment schläft er.

Ich kümmere mich in aller Ruhe um Frau Hahn, wasche ihr Gesicht und säubere ihre Mundhöhle, aus der der Beatmungstubus herausragt. Danach lagere ich sie mit Hilfe des Giftzwergs, damit sie kein Druckgeschwür bekommt. Ich kann überhaupt alles in Ruhe machen, was eigentlich ungünstig ist, da so genügend Zeit bleibt, dass sich der ganze Ekel langsam und genüsslich in mir festsetzen kann. Es fühlt sich an, als würde sich ein neues Venengeflecht bilden, in dem nur Abscheu fließt, direkt vom Herzen ins Hirn. Mit ein bisschen mehr Stress würde ich es nicht so merken, bilde ich mir ein.

Später, nachdem mir der Giftzwerg den «Ekel-Orden» versprochen und mich die Bohnenstange, die zur Nachtschicht gekommen ist, anständig bemitleidet hat, steige ich auf mein Fahrrad und rase wie eine Wahnsinnige zu der Kneipe, in der ich verabredet bin. Ich werde schon vor der Tür erwartet. «Na, wie war's?», werde ich von meinem Freund gefragt, aber ich deute nur Richtung Kneipe, gehe schnurstracks zur Theke und frage die freundliche Bedienung, was sie denn so an Schnäpsen vorrätig hat.

«Also, Jägermeister, Grappa, Wodka, Ouzo …»

«Einen Wodka bitte!», unterbreche ich ihre Aufzählung. Sie nickt, nimmt ein Glas und schenkt ein. Und zwar reell. Sie scheint zu merken, dass das hier Medizin ist und kein Intro für eine Druckbetankung. Neben mir höre ich den Freund sagen: «Oh, oh, das sieht nach Notfall aus!» Ich nicke beiden zu, und während ich den Wodka auf ex hinunterkippe, wird mir klar: Heute habe ich ein neues Ekel-Level erreicht. Ohne Vorwarnung, wie es sich gehört. Immer, wenn man sich allzu sicher ist, es könne einen nicht mehr viel schocken, kommt von hinten durch die kalte Küche die Bestätigung: Du hast dich getäuscht. Es kommt noch dicker.

Für Herrn Petersen kam es in der Nacht dann leider auch dicke, denn nachdem er bei der Bohnenstange frisches Blut erbrochen hatte, musste er sich leider der gefürchteten Operation unterziehen. Er hat den Eingriff jedoch gut überstanden, wie mir später berichtet wurde.

Das letzte Mal, als es mich so überraschend anfiel, liegt circa vier Jahre zurück. So tückisch kann das Ganze sein: Man hat ein paar Jahre Ruhe, und auf einmal kommt aus heiterem Himmel die nächste Stufe. Und nie weiß man, wann das letzte Level erreicht ist! Der Status quo wird schließlich zu Recht auch immer als der Schlimmste empfunden. Ich weiß nicht, ob das gemeint ist, wenn Außenstehende sagen: «Intensivstation? Das könnte ich nicht!» Nein. So dezidiert kann sich das sicher niemand vorstellen, so nicht.

Der Giftzwerg und ich hatten damals gemeinsam Nachtdienst, und mitten in der Nacht, gegen drei Uhr, wurde uns ein Mann mit Infarkt und Reanimation angekündigt.

Der Giftzwerg, die noch einen freien Beatmungsplatz frei hat, soll ihn übernehmen. Um drei Uhr ist man entweder richtig müde oder gerade wieder durch mit dem «toten Punkt», auf jeden Fall nicht mehr wirklich taufrisch. Die Konzentration auf das, was man da tut, wird von Stunde zu Stunde schwieriger. Man muss ein Bett organisieren und mit dem sperrigen Ding um die Kurven in den Fluren herumkommen, was gerade im Alleingang schwierig ist – es ist wie mit Einkaufswagen, bei denen ein Rädchen unrund läuft, sodass man unversehens mitten im nächsten Regal landet und ein paar Packungen Knäckebrot zermalmt. Deshalb müsste man die Flure eigentlich auch alle halbe Jahre streichen.

Wir prüfen, ob die Absaugung funktioniert, holen Probenröhrchen für die Blutentnahmen, Kurvenblätter, Infusionslösungen. Alles muss fertig sein, wenn der Patient kommt. Wenn man nicht gut vorbereitet ist, geht später, wenn es brenzlig wird, die Rennerei wegen Kleinigkeiten los, und spätestens dann ist das Chaos perfekt.

Der Patient ist riesig, mindestens einen Meter 90 groß und breit, nicht unbedingt dick, sondern eher die Sorte, die problemlos das Telefonbuch von Rom durchreißen könnte und das Postleitzahlenbuch gleich dazu, falls sie in Rom so etwas haben. Der Mann war von höllischen Schmerzen im Brustkorb wach geworden, hatte den Notarzt noch selber alarmiert und sich dann zur Haustür geschleppt. Der Vollbart, der in dieser Nacht Notarztdienst hat, konnte noch etwa eine Minute mit ihm sprechen, dann verdrehte der Mann die Augen und musste auch schon reanimiert werden.

Nun kommt er direkt aus dem Herzkatheterlabor, in dem

man diverse verstopfte Kranzgefäße entdeckt hat und glücklicherweise wieder öffnen konnte. Der Giftzwerg und ich arbeiten schnell und routiniert, wir verbinden Schläuche und Messsysteme und rufen die gewünschten Werte auf dem Monitorbildschirm auf, schließen den Mann an das Beatmungsgerät an und drehen ihn zu guter Letzt auf die Seite, um zu gucken, ob er nicht irgendwelche Druckstellen am Rücken und Gesäß hat, und um haufenweise zerfledderte Papierunterlagen aus dem Katheterlabor zu entfernen. Das ist anstrengend, denn der Riese ist nicht nur groß, sondern auch wahnsinnig schwer, und der kleine Giftzwerg ist froh, als wir endlich fertig sind. So weit scheint erst mal alles in Ordnung zu sein; aus den Spritzenpumpen bekommt der Patient Narkosemedikamente und ein Präparat zur Kreislaufstabilisierung. Als wir auf die Uhr gucken, ist es kurz nach halb fünf, und in eineinhalb Stunden ist Feierabend. Um diese Uhrzeit verrichten wir normalerweise Routinearbeiten wie Blutabnahmen, Patienten lagern, Klarschiff machen und die Übergabe an die nachfolgenden Kollegen vorbereiten. So ist die Planung.

Aber dann steht plötzlich der Giftzwerg neben mir. «Komm mal mit, ich krieg die Krise!», jammert sie und zieht mich hinter sich her zu dem Riesen.

«Da!», flüstert sie und zeigt auf das Fußende des Bettes. Zwischen dem Rahmen und dem Fußende ist ein kleiner Zwischenraum, und aus dem tropft der schiere Dünnpfiff! In meinem Kopf höre ich die Filmmusik von «Der weiße Hai», und dann sagt der Giftzwerg: «Guck mal, Leinsamen und Haferflocken, ich schätze, das gab Müsli gestern Morgen!»

Nun ja, was soll man da tun? Saubermachen.

Die Herausforderung liegt zum einen in der Menge und zum anderen an den Maßen des Riesen. Man muss ihn auf die Seite drehen, um alles reinigen zu können, und besonders viel Platz ist da nicht im Bett. Und es ist fast Feierabend, da ist man im Geiste eigentlich schon beim Bäcker um die Ecke! Der Giftzwerg macht sich auf den Weg und holt alles, was wir brauchen: eine Waschschüssel, frisches Bettzeug, einen Haufen Waschlappen und stapelweise Papiertücher. Ich fange derweil an, alles vorzubereiten. Ich hole den Wäschesack, der an einem Gestell auf Rädern hängt, binde mir eine Plastikschürze um, ziehe ein Paar Gummihandschuhe an und entferne die Bettdecke – und es schlägt mir eine Wand aus Gestank entgegen. Es stinkt gotterbärmlich, nicht nur nach Müsli, sondern auch nach Fisch und mindestens einer Handvoll Schwefel. Hätte ich eine Brille, sie wäre jetzt beschlagen.

Der Giftzwerg kommt schwer bepackt ins Zimmer, legt alles auf einen Stuhl und rennt schnurstracks wieder raus. Vor der Tür höre ich sie aus sicherem Abstand rufen: «Ich komme keinen Zentimeter näher! Mir ist schlecht!» Ich muss lachen und fordere sie auf, hereinzukommen.

«Nein», zetert der Giftzwerg vom Flur und macht ihrem Namen alle Ehre, «nur über meine Leiche, ich brech da hin, hundertprozentig!» Ich lege dem Riesen geistesgegenwärtig ein Handtuch über den Intimbereich und gehe aus dem Zimmer, am Giftzwerg vorbei zu dem Wägelchen, auf dem sich all das Material befindet, was man für das sterile Legen von zentralen Venenkathetern und Ähnlichem braucht. Im untersten Schubfach befindet sich eine Schachtel mit Gesichtsmasken. Eine für den Giftzwerg, eine für mich. «Los», sage ich zum Giftzwerg, «wir machen da jetzt sauber.»

Der Vollbart kommt gerade über den Flur gestiefelt und fragt, was bei uns vor sich geht. Wir deuten mit dem Kopf in das Zimmer, in dem der Riese vom Hacken bis zum Nacken in seinem «Post-Reanimationsschiss» liegt, wie so etwas in Fachkreisen genannt wird.

Der Mundschutz lindert unsere Qualen geringfügig, der Gestank scheint sich im Gewebe festzusetzen, uns tränen die Augen und wir stehen für einen Moment hilflos in der Gegend herum, weil wir nicht wissen, womit wir anfangen sollen. «Räumungsverkauf – alles muss raus!» Was ein frisch wiederbelebter Darm alles zutage fördert, ist erstaunlich.

Nach einem kurzen Kampf mit ihrem inneren Schweinehund kommt der Pragmatismus des Giftzwergs wieder durch. Kurzerhand greift sie zum Absaugkatheter, der eigentlich für das Absaugen der Lunge oder der Mundhöhle gedacht ist, und hält ihn unter vollem Sog in den See aus Stuhlgang. Es erweist sich als glänzender Einfall, und endlich kommt Bewegung in das Desaster. Der Giftzwerg ist Gold wert. Knatternd sausen Rosinen und Haferflocken durch den Schlauch. «Dass die aber auch alle nicht richtig kauen!», staunt sie. So langsam füllt sich der Absaugbehälter, und wir benötigen dringend einen neuen. Draußen huscht der Star über den Flur, an die wir schon unsere Blutabnahmen delegieren mussten. Sie guckt um die Ecke und stöhnt: «Puh, was ist denn hier los?» Wir flehen sie an, mindestens zwei neue Absaugbehälter zu holen, mit Absaugschlauch und allem, und der Star ist froh, dass sie dem Gestank wieder entfliehen kann. Inzwischen hat der Giftzwerg ganze Arbeit geleistet und das Gröbste weggesaugt. Großflächig kleiden wir den Rest der Matratze mit Laken aus, damit wir den Mann nicht frischgewaschen wieder in den ganzen Dreck zurückdrehen müssen. Der Giftzwerg dreht den Riesen auf die Seite – Technik ist alles – und kaum liegt er da, sprudelt ein stiller Quell aus seinem Hintern. Unter dem Mundschutz wird es warm. Wir sind kurz vorm Verzweifeln. Da kommt der Star zurück, tauscht mit angehaltenem Atem den Absaugbehälter aus und bringt unaufgefordert ein Darmrohr. Ein Darmrohr kann man mit einem Beutel verbinden und es den Patienten in den After schieben, damit sie bei Durchfall oder bei einem Einlauf nicht im Nassen liegen. Als ich diese Aufgabe vollendet habe, bleiben wir neben dem Bett stehen und gucken, wie sich der Beutel allmählich füllt. «Wahnsinn!» Der Star vergisst vor lauter Faszination, sich zu ekeln. Obwohl das Gros der besudelten Wäsche bereits im Wäschesack liegt und die nächste Ladung direkt über das Darmrohr in den Plastikbeutel läuft, stinkt es immer noch erbärmlich. Der Star füllt die Waschschüssel mit warmem Wasser und gibt Seife und einen Schuss Zitronenöl hinein. Es riecht nach Zitrone mit Scheiße. Großflächig wasche ich dem Mann das Müsli vom Körper. «Tu mal noch was von dem Kühlgel auf seinen Rücken», empfiehlt der Giftzwerg. Das Gel bekommen die Patienten anstelle des ausgedienten Franzbranntweins zur Erfrischung auf den Rücken. Es enthält irgendwelche ätherischen Öle und riecht nach Kiefern. Jetzt riecht es, als hätte jemand in eine Tannenschonung geschissen und die Sonne scheint darauf. Nichts, was wir tun, mindert den Gestank, es wird eher schlimmer. Immerhin ist der Riese schon zur Hälfte sauber. Ein frisches Laken wird eingespannt, und ich drehe ihn zu mir herüber. Der Giftzwerg schnauft, zieht die beschmutzten Laken unter dem Patienten hervor und verbrät dabei locker zehn Waschlappen. Im Grunde müsste man den Wäschesack in eine Schutzfolie wickeln. Oder gleich verbrennen. Als wir gerade fertig sind, rutscht das Darmrohr aus dem Hintern des Riesen, und wir können von vorne anfangen.

Wir stehen da und gucken uns an. Lachen oder heulen? Kotzen oder weitermachen? Wir entscheiden uns für hysterisches Gekicher und «Weitermachen!». Es sind ja auch nicht mehr solche Mengen wie vorher, stellen wir gnädig fest und sind auf einmal richtig gut drauf, als wir auf dem Flur schon die Stimmen der Kollegen hören, die zum Frühdienst erscheinen. «Hier stinkt's!»

Als wir endlich fertig sind, können wir es kaum fassen, trauen uns aber noch nicht, den Mundschutz abzunehmen. Der bleibt drauf, bis alles entsorgt ist. Mir tun die Leute leid, die den Wäschesack transportieren, auspacken und sortieren müssen. Ob das wirklich von Hand gemacht wird?

Ich habe den Verdacht, selbst bestialisch zu stinken und deshalb beim Bäcker achtkantig rauszufliegen. Der Giftzwerg und ich waschen uns zehn Minuten die Hände und würden jetzt auch ein Bad in Desinfektionsmittel nehmen, aber wir haben keine Zeit, wir müssen hier raus, nach Hause, in die Dusche, ins Bett.

Als ich am Nachmittag meine Tüte Müsli in der Küche stehen sehe, nehme ich sie und stelle sie in den Schrank. Erst mal ist mir der Appetit darauf vergangen.

Nach der Riesenmenge ausgekotzten Blutes konnte ich fast ein halbes Jahr keine Blaubeermarmelade essen. Sie sah den geronnenen Blutklumpen zum Verwechseln ähnlich. Niemand macht so gute und exzellente Blaubeermarmelade wie meine Mama, und es tat mir in der Seele weh, regelmäßig das Glas aufzuschrauben und festzustellen, dass es einfach nicht möglich war, mit der klebrigen Masse ein Brötchen zu bestreichen. Tröstlich ist lediglich, dass wir alle schon einmal in einer solch ekligen Situation waren. Macht man sich die Mühe und fragt ein wenig bei den Kollegen herum, kommen die übelsten Geschichten zum Vorschein: Literweise ausgekotzte Bohnensuppe in der Ambulanz, wovon die Hälfte auf die Kollegen fliegt, irrsinnige Blutmengen, die aus allen erdenklichen Körperöffnungen herauslaufen oder gar spritzen, aus der Lunge herausgesaugte Speisereste. Schlimme Gerüche, die einem sofort den Atem nehmen, wie zerfallene Tumoren, Stuhlgang und Erbrochenes.

Notfalleinsätze der Notärztinnen und Notärzte, die auf Autobahnzubringern in reinste Schlachtfelder geraten, in engen Badezimmern eingekeilte Menschen, in ihrem Kot liegend und blutverschmiert.

Oder Tote. Tote auf Station, die nochmal komplett das Gedärm entleeren, die im Nu brettsteif werden, Tote, die mehrere Tage oder Wochen in Wohnungen gelegen haben – und die Hausnachbarn wundern sich über den merkwürdigen Geruch im Hausflur.

Der Ekel vor schwerstbetrunkenen und blutüberströmten Menschen, die in eine handfeste Schlägerei verwickelt waren, die auf der Intensivstation herumkrakeelen, Verbände wieder abpulen und aggressiv sind. Menschen mit großflächiger Schuppenflechte, denen die trockenen Hautschuppen in der Größe von Untertassen abblättern und auf den Boden segeln, die man komplett mit Harnstoffsalbe eincremen muss – so muss es sich etwa anfühlen, wenn man einen Leguan einreibt. Menschen, die als Notfall auf die Station gebracht werden, die man aus ihren Kleidungsstücken herausschneiden muss, die urin- und kotdurchtränkt sind.

Ekel und Entsetzen in den Wohnungen völlig verarmter und verwahrloster alter Menschen, deren Rente nur bis zur Hälfte des Monats reicht und die den restlichen Monat von einer Packung Zwieback leben müssen, während sich andere tagtäglich von einem Büfett zum nächsten fressen.

Der Vorteil besteht jedoch darin, dass sich nicht alle vor denselben Dingen ekeln. Wenn der Star auf nüchternen Magen frühmorgens Probleme damit hat, Patienten die Lunge abzusaugen, muss es eben jemand anderes tun. Wenn ich einen Patienten mit Magenblutung aufnehmen muss, muss mir jemand dabei helfen. Nach dem Vorfall mit Herrn Petersen durchzuckt es mich jedes Mal heftig, wenn ein Neuzugang mit Magenblutung angekündigt wird und ich die Einzige bin, die noch einen freien

Bettplatz hat. Zu zweit lässt sich der Ekel weitaus besser ertragen.

Einen Abend mit dem Giftzwerg und dem Star zu verbringen und sich Ekelgeschichten zu erzählen, ist überaus heilsam und extrem lustig. Solche Abende haben jedoch einen Nachteil: Wir dürfen ihn nicht in der Kneipe verbringen, wo die Tische dicht beieinanderstehen. Und so fühlen wir uns wie wahre Outlaws inmitten der ganzen Büromenschen und gestressten Studenten und teilen lachend unsere dunklen Geheimnisse.

BAULÄRM

■ Viele Menschen denken, dass es auf einer Intensivstation sehr ruhig zugeht. Sie stellen sich lange und ruhige Flurfluchten vor, durch die das Pflegepersonal und die Ärzte auf leisen Gummisohlen umherhuschen und wo lediglich das rhythmische Zischen der Beatmungsgeräte für eine Art pulsierende Sound-Ordnung sorgen. Wahrscheinlich wird diese Vorstellung durch die Darstellungen in Film und Fernsehen genährt, wo Intensivstationen ruhig sein müssen, damit die Dialoge der Protagonisten nicht im Getöse untergehen. Für die Realität gilt jedoch das absolute Gegenteil: Intensivstationen sind in der Regel laut. Sehr laut. Telefone klingeln, Stimmengewirr liegt wie ein Klangteppich auf der ganzen Station, diverse Alarme ertönen, es piept, dudelt und pfeift und Beatmungsgeräte zischen. Die Klingel steht in der Besuchszeit so gut wie nie still. Spritzenpumpen piepen und weisen darauf hin, dass die Spritze bald leer ist.

Für uns sind diese Geräusche Handlungsaufforderungen; sie signalisieren uns, dass wir loslaufen und Nachschub aufziehen müssen. Zeitgleich schrillen Monitoralarme und zeigen an, dass eingestellte Grenzwerte über- oder unterschritten worden sind.

Kollegen fragen, Kollegen antworten, Patienten fragen, Patienten schreien, das Labor ruft an, Kollegen brüllen über den Flur, die Anästhesistin muss zu einer Reanimation fünf Betten weiter, Panik liegt in der Luft. Das macht zwar kein Geräusch, löst aber den berühmten «Tunnelblick» aus, und der hat einen entscheidenden Vorteil: Das, was gemacht werden muss, steht im Fokus, der Lärm wird vorerst nicht mehr wahrgenommen. Und so geht das die gesamte Schicht. All das Gebimmel, Gedudel und Gepfeife muss also nicht nur zur Kenntnis genommen werden, nein, man muss auch adäquat darauf reagieren wie auf verschiedene Kommandos: jetzt hierhin, jetzt da – ach nein, da ist es jetzt wichtiger, also umdrehen, Scheiße, Fehlalarm, also doch nicht. Manchmal weiß man gar nicht, was man zuerst ignorieren soll.

All dieses führt nach Dienstschluss zu einer gewissen Geräuschüberempfindlichkeit. Mein Bedürfnis nach Ruhe – wenn nicht sogar Stille – ist groß, und obwohl ich nach der Arbeit manchmal gerne noch ein Bier mit Freunden oder Kollegen trinken würde, verzichte ich öfter darauf, weil ich das Stimmengewirr in der Kneipe, das Geplapper am Nachbartisch und die Musik nicht ertragen kann. Mein Kopf ist derart mit Geräuschen vollgestopft, dass kein Platz mehr für Zugaben vorhanden ist.

Umso schlimmer ist es dann, wenn die benötigte Ruhe nicht gewährleistet ist. Und am allerschlimmsten ist es, wenn ich am Schlafen gehindert werde – besonders nach dem Nachtdienst. Mein größter Feind ist der Baulärm. Gerade nach den langen und dunklen Wintermonaten ist die Gefahr, durch stetes Bohren und Hämmern wach gehalten zu werden, am größten.

Die Menschen bestellen sich eine Armada von Handwerkern in die Behausung, die sofort schweres Gerät auspackt und mit angestrengter Miene Wände und halbe Häuser einreißt, Keller entkernt und Balkone abschlägt. Das ist sozusagen Nestbau «in groß» und dem Frühling insofern angemessen, als die Nachbarschaft eine ähnliche Grußbotschaft versendet wie die Knospen an den Bäumen, die Blumen, die ihre Köpfe zaghaft aus den Beeten stecken, und die umtriebigen Vögel: «Ich bin wieder da, der Winter ist zu Ende.»

Die Nachbarschaft aber ist um Längen lauter.

Ich habe zehn Stunden Nachtdienst hinter mir. Anstrengend war es, wie so üblich wurde kurz vor Feierabend noch ein Notfallpatient eingeliefert, und der einzige Vorteil, mit dem diese Situation aufwartet, ist, dass die Zeit im Nu vorübergeht und ich nach Hause fahren kann. Es ist fast zu hell, die Sonne scheint, die Straßen sind mit Autos und Fahrradfahrern vollgestopft, die alle zur Arbeit müssen. Alle wollen vorher noch zum Bäcker, alle wollen die Ersten sein, «Coffee-to-go»-Trinkern schwappt im Gehen die heiße Brühe auf die Jacke, und ich freue mich auf mein Bett. An jeder Ampel drohe ich einzunicken und vom Sattel zu kippen. Manchmal kann ich mich nicht an Einzelheiten der befahrenen Strecke erinnern, und nicht selten würde ich mich am liebsten unter die nächste Brücke legen, wenn die Wiese nur nicht so feucht wäre oder mich die Enten samt ihrem Gespons anschnattern und anpicken würden …

Als ich endlich zu Hause bin, wünsche ich der Nachbarin auf ihrem Weg ins Büro einen schönen Tag und sie mir eine gute Nacht. Dann stolpere ich mit der Zeitung und der Brötchentüte in der Hand die Treppe hinauf, nestele ungeschickt die Haustürschlüssel aus der Hosentasche und bin auf sicherem Terrain. In der Wohnung ist es ruhig, es gibt weder Autos noch einen Coffee-to-go. Lässig spaziert die Katze vorbei, streicht mir um die Beine und streckt sich ausgiebig, um anschließend draußen nach dem Rechten zu sehen. Kurz blättere ich die Zeitung durch, verstehe nur die Hälfte und esse ein Brötchen. Nach dem Zähneputzen schüttele ich meine Decke und das Kissen auf und lege mich ins Bett. Rein prophylaktisch stopfe ich mir handelsübliche Lärmschutzproppen aus Schaumstoff in beide Gehörgänge. Irgendjemand macht immer Krach – das ist eine Lehre, die ich aus jahrelangem Schichtdienst gezogen habe. Die Müdigkeit mäandert durch meinen Körper wie eine exzellente Narkose. Dann schlafe ich ein.

Es brummt. Mein Bett vibriert. Was träume ich denn da? Als ich merke, dass ich nicht träume, klappe ich die Augen auf und sehe auf den Wecker – ich habe eine knappe Dreiviertelstunde geschlafen. Warum vibriert mein Bett? Und was zum Teufel ist das für ein Geräusch?

Ich pule mir die Lärmstopper aus den Ohren und bereue es sofort. Das Geräusch kommt aus der Wand – es ist ein Schlagbohrer in ohrenbetäubender Lautstärke. Deutlich spüre ich meine Füllungen in den Backenzähnen. Ich springe aus dem Bett, ohne zu wissen, was ich jetzt eigentlich tun soll. Panik durchzuckt mich – wie soll ich hier schlafen, so geht das nicht, ich habe noch zwei Nachtschichten vor mir! Die haben nicht mehr alle Tassen im Schrank, warum sagen die Ärsche nicht Bescheid, wo bekomme ich jetzt eine Kalaschnikow her? Das Getöse bringt mich aus dem Stand sofort auf die Palme, und mit diesem übernächtigten Wirrwarr im Kopf betrete ich den Flur, der in gleißendes Sonnenlicht getaucht ist. Ich kann überhaupt nichts sehen und taste mich Richtung Haustür. Ich muss schleunigst herausfinden, wo dieses Ungeheuer mit dem Schlagbohrer dem Stumpfsinn frönt. Der Lärm kommt ganz eindeutig aus dem Nachbarhaus auf der linken Seite. Ich ziehe mir einen Pullover und eine Hose an, setze meine Sonnenbrille auf und stolpere wie betäubt auf die Straße. Wahrscheinlich sehe ich aus wie eine Irre. Ich könnte mich einweisen lassen und bekäme Medikamente, nach deren Einnahme mir alles wurscht wäre und ich endlich schlafen könnte. Das wäre eine Lösung für den Notfall. Aber erst mal versuche ich es auf dem normalen Dienstweg.

Die Haustür, hinter der der Krach tobt, ist offen, und ich gehe vorsichtig hinein. Das fehlt jetzt noch, dass mir Gesteinsbrocken auf den Kopf fallen. Es ist so laut, dass das Trommelfell schmerzt, riecht nach muffigem Keller, und dann kommt mir einer der

Bauarbeiter entgegen. Er sagt irgendwas, aber ich sehe nur, dass sich sein Mund bewegt, und winke ihn hinaus vor die Tür. «Wie lange soll das denn hier jetzt bitte gehen?», frage ich vielleicht eine Spur zu barsch, und der Typ antwortet: «Ja, äh, muss ja fertig werden, nä?»

Das ist ja ein ganz besonders intelligentes Bürschchen, dem der Lärm sicher so manch graue Zelle durcheinandergewirbelt hat. Er steht da in seinem mit Farbe bekleckerten dunkelroten Shirt, einer zerfledderten Jeans und dicken Arbeitsstiefeln und wischt sich mit seiner schwieligen Hand den Schweiß von der Stirn. Die Fingerkuppen des Zeige- und Mittelfingers sind braun vom Tabak. «Ich habe Nachtdienst und es wäre toll gewesen, wenn mir jemand Bescheid gesagt hätte», bemühe ich mich freundlich zu bleiben, «ich muss schlafen!»

«Also, wir bohren jetzt noch eine halbe Stunde», versucht er mich zu beschwichtigen.

«Und dann wird gehämmert», vervollständige ich die Arbeitsplanung.

«Nee», sagt er trocken, «das machen wir morgen.»

Ich stehe kurz vor einem Nervenzusammenbruch. Der Mann kann ja noch nicht mal etwas dafür, der ist nur beauftragt worden. Sofort hasse ich den Hausbesitzer aus tiefster Seele und schäme mich ein bisschen für meinen pampigen Auftritt. Das ist sonst eigentlich nicht so meine Art. Der Bauarbeiter verspricht mir, dass nach einer halben Stunde Schluss ist mit Bohren. Für den nächsten Tag muss ich mir einen anderen Schlafplatz suchen.

Eine Nachtdienst-Notunterkunft zu finden ist an und für sich kein so großes Problem, aber ich muss es organisieren, und dazu sehe ich mich in meinem benebelten Zustand völlig außerstande. All meine Kräfte mobilisierend, rufe ich den Star an und muss fast brüllen, weil die Arbeiter den Schlagbohrer wieder angeschmissen haben. Der Star muss lachen. «Nehmen die dir die Hütte auseinander?» Es fühlt sich tatsächlich so an; der Boden vibriert wieder, Gläser klirren leise, prost!, aber mir ist nicht so richtig nach Späßchen. Der Star hat sofort großes Mitleid, und siehe da – sie hat den Rest der Woche frei, vormittags Termine, lärmt demzufolge also nicht mit Bohrern oder Staubsaugern herum, und schon habe ich eine neue Unterkunft. Zum Preis einer Tüte frischer Brötchen. Ein Super-Deal, sogar mit gemeinsamem Frühstück.

Erleichtert lege ich auf. Dann tigere ich durch die Wohnung und bin verzweifelt, weil todmüde. Nach einer Dreiviertelstunde bohren sie immer noch. Ich werde allmählich zur Furie. Aufhören! Wäre ein Amoklauf sinnvoll? Dafür fehlt mir die Kraft. Dann ist es plötzlich still. Ich glaube, es war noch nie so still. Draußen auf der Straße rast ein Löschzug der Feuerwehr vorbei, ein geradezu angenehmes Geräusch. Ich gucke aus dem Fenster, ob die Kerle abhauen. Mittlerweile sind eineinhalb Stunden vorbei. Bis ich mich wieder beruhigt habe, geht noch eine weitere Stunde flöten. In anständigen Haushalten gibt es wahrscheinlich gerade Mittagessen. Eine äußerst schlechte Stundenbilanz, was die Schlafmenge anbelangt. Die Bauarbeiter halten jedoch ihr Wort, für den Rest des Tages ist Ruhe. Insgesamt dauert das ganze Projekt fast drei Monate.

Es wird Zeit, umzuziehen.

Nach dem Umzug muss ich feststellen, dass es das Schicksal nicht besonders gut mit mir meint: Alle lauten Bauvorhaben spielen sich grundsätzlich in meiner unmittelbaren Nachbarschaft ab. Es ist wie ein Virus. Der eine fängt zwei Grundstücke weiter mit einer Kellerentkernung an. Dort ist dann zwar am Wochenende Ruhe, aber die Nachbarn von rechts schmeißen am Samstagnachmittag plötzlich eine benzinbetriebene Steinsäge an. Haben Sie schon mal gehört, wie das klingt? Und wie das riecht? Als sei eine Tankstelle in die Luft geflogen! Wenn die Sägearbeit beendet ist, kommt der alte Sack aus dem Hinterhof plötzlich raus, knipst sein Kofferradio an, aus dem laut Schlager und Volkslieder schollern, und begleitet diese Kakophonie mit seinem Rasenkantenschneider. Diese Arbeit dauert etwa zwei Stunden, es muss ja auch ordentlich werden. So sehr mich diese geschäftige Umtriebigkeit auch nervt, so frage ich mich natürlich auch, wann die Leute diese Arbeiten sonst erledigen sollen. Es ist ihnen wichtig, nur leider kollidiert die entstehende Geräuschkulisse mit meinem Ruhebedürfnis, sodass mir nichts anderes übrig bleibt, als mich zähneknirschend damit zu arrangieren und gegebenenfalls zu flüchten. Hierdurch habe ich mittlerweile eine stattliche Anzahl an Plätzen gefunden, die innerhalb kürzester Zeit mit dem Fahrrad zu erreichen sind und an denen ich mich in aller Ruhe zum Lesen niederlassen kann. Und wenn ich selbst dafür zu müde bin, liege ich zufrieden mit einem Grashalm im Mund auf meiner Isomatte und beobachte, wie ein Eichhörnchen scheinbar schwerelos von einem Baumriesen zum nächsten hüpft oder sich ein Rudel dreister Spatzen an der Kekstüte Frisbee spielender Jungs zu schaffen macht … Der plötzlich einsetzende Regenschauer weckt mich aus dem Schlaf, und auf der Fahrt nach Hause bin ich mir sicher, dass der Krach aus den nachbarlichen Gefilden jäh stoppt, denn bis dato hat auch der halsstarrigste Heimwerker das Hantieren mit der Steinsäge bei Platzregen zumindest kurz unterbrochen.

Übrigens ist es nicht so, dass mich einfach nur das Getöse nervt – ich möchte manchmal schreiend davonrennen, wenn ich sehe, wie die fleißigen Nachbarn ihre Beute aus dem nächsten Baumarkt aufstellen, aufbauen oder sonst wie funktionstüchtig zurechtmachen. Frühling und Sommer sind die Jahreszeiten, in der die Ambulanzen voll mit Menschen sind, die im Rahmen der großen «Das-hat-Vaddi-alles-allein-gemacht»-Aktion Endglieder wie Finger und Zehen einbüßen oder stückweise von ganzen Körperteilen plötzlich und unerwartet Abschied nehmen müssen. Das Problem ist, dass ich mir immer vorstellen muss, einem dieser Unglücksraben als Patienten auf der Intensivstation zu begegnen, aber gleichzeitig beruhigt es mich ungemein, dass es sich bei meinem Arbeitsplatz nicht um eine unfallchirurgische Schwerpunktstation handelt. Die eine oder andere Schilderung vom Notarzteinsatz im «Unglücksort Garten» zwingen mich jedoch regelmäßig, mir die einzelnen Verläufe in den schillerndsten Farben vorzustellen, während ich im Garten gemütlich auf dem Liegestuhl in der Sonne brate.

Es gibt zum Beispiel Leute, die in Bäume klettern und Äste abschneiden. Die Säge bekommen sie auch problemlos mit nach oben. Erst dann schauen sie, wo die Ast-Rasur Sinn macht, und vertiefen sich so in ihre Arbeit, dass sie nicht mitbekommen, dass sie den Ast absägen, auf dem sie sitzen. Sie segeln nach unten und prallen unsanft mit dem Becken auf die Sandkastenumrandung. Die Motorsäge begleitet sie im ungünstigsten Falle nach unten und verrichtet dort noch die eine oder andere Arbeit. Was die Menschen mit der «Mutter aller Handwerkszeuge» so anstellen, ist wirklich allerhand. Da baut sich jemand eine völlig abstruse Konstruktion aus Seilen und Ketten, in die die Motorsäge eingehängt wird. Sinn und Zweck der ganzen Nummer: Äste absägen, die auf das Dach ragen. Die Motorsäge baumelt in ihrem behelfsmäßigen Halteapparat, der Heimwerker klettert die altersschwache Leiter hinauf. Dann verschafft er sich einen Gesamtüberblick über den Arbeitsbereich und schmeißt mit Schmackes die Motorsäge an. Erst ganz langsam, kaum merklich und auf einmal mit einem satten Rutsch kippt die Leiter inklusive Heimwerker. Der stolze Heimwerkerkönig lässt sein Zepter, die Säge, im Fallen noch los, aber sie gerät in ihrer Seilschaft gehörig ins Schwanken, und beide treffen noch einmal unsanft aufeinander, bevor es endgültig bergab geht. Auf dem Dach brüllt drohend die Säge, auf der Wiese brüllt der Heimwerker, und die Notärztin sucht im Garten Arme.

Beliebt im Arsenal des Hobbygärtners ist auch der Schredder, ein Gerät, mit dem man aus Hölzchen, Stöckchen und dünnem Geäst handliches Kleinholz zaubern kann. Eine Bedienungsanleitung braucht es nicht, die Handhabung scheint auf den ersten Blick mehr als einfach: Werkstoff oben hinein, Kleinholz unten hinaus. Und man kann damit die ganze Nachbarschaft beschallen. Jeder hört es: Dieser Mensch ist fleißig und hat seine Ländereien im Griff. Ich habe keine Ahnung, wie wirr ein Mensch sein muss, um in ein solches Gerät Steine zu werfen. Dann blockiert der Schredder. Wie wirr ist aber erst derjenige, der in das noch immer betriebsbereite Gerät hineinfasst, um den Stein dort herauszupolken? Und sich dann darüber wundert, dass da unten Finger herauskommen?

Kreissägen werden von Menschen auf Spanplatten gestellt, die sie zuvor auf Bierkästen gelegt haben. Mit einem eleganten Satz hüpft das unhandliche Gerät bei Inbetriebnahme von der Spanplatte, kippt nach vorne, und da steht – der Heimwerker. Das wird sicher mehr geben als nur eine kleine Schramme, zumal die meisten auf das Tragen protektiver Beinbekleidungen wie Schnittschutzhosen – obwohl marktschreierisch im Baumarkt angepriesen – verzichten. Der Erwerb eines solch protektiven Bekleidungsstücks setzt ja im Allgemeinen auch voraus, dass man das Wort «Schnittschutzhose» problemlos auszusprechen vermag. Wer beim ersten Versuch jedoch schon mit «Schitt…» anfängt, wird im Baumarkt Hemmungen haben.

Und nun stellen wir uns einmal vor, wie ich im Garten in meiner Liege herumhänge, links die Zeitung, rechts Bücher, auf meinen Beinen die friedlich schlafende Katze. Würde es nicht aus allen Himmelsrichtungen dröhnen und sägen, wäre es der

Frieden auf Erden. Wie wäre es wohl, wenn ich nach abrupt eintretender Stille auf einmal Hilfeschreie und Klagerufe hören würde? Wenn mit großem Weh und Ach jemand versuchte, die Lage in den Griff zu kriegen und riefe «Ruf den Notarzt, schnell!»?

Ob es mir wohl gelänge, mich aus meiner Position zu erheben und Sinnstiftendes in die Wege zu leiten? Bin ich «Notarzt»? Bliebe ich einfach liegen und dächte «Nee, ich hab jetzt frei»?

Es wäre vorstellbar.

Ich bin mittlerweile zu der Ansicht gelangt, dass die Baumarktbranche gut daran täte, sämtliche Gefahren und Verletzungsmuster einmal auf handliches Papier zu drucken und an den jeweiligen Geräten gut sichtbar zu fixieren. Am besten auf laminiertem Hochglanzpapier, da kommen die Farben besser zur Geltung. An jedem Gerät könnte ein anderer Aufkleber mit einer typischen Verletzung prangen. Ein Stumpf des soeben abgesägten Armes, zwei Fingerchen im Fangkorb des Schredders, ein freigelegter Unterschenkelknochen – was spräche dagegen, ein kleines Sammelalbum anzubieten oder ein Quartett daraus zu machen? Das könnte ich zur Überraschung meiner Kollegen und Freunde in einer ruhigen Minute in der Nachtschicht oder beim Feierabend präsentieren. Ein kompletter Satz Amputationsverletzungen, Schürfwunden oder Schnittverletzungen. Nicht zu vergessen die absonderlichen Sachen, die nirgendwo so richtig hineinpassen, zum Beispiel der weggefräste Oberkiefer, mit dem ein Mann durch die Baumrinde gerattert ist, weil seine Frau die Leiter losgelassen hat. Die Zähne im Laub! Das Design der Borke! Auch eine Sammlung wichtiger Notfallnummern könnte auf die Rückseite des Kärtchens gedruckt sein nebst ein paar freien Zeilen, auf die der Kunde die Nummer des Hausarztes eintragen möchte. Und die Nummer des Giftnotrufes, falls man doch mal aus Versehen einen Stängel Fingerhut weggeknabbert oder nicht weiter darauf reagiert hat, als die Kinder «Toll, Kirschen!» gerufen haben. Wenn es im Garten still wird, dann bekomme ich Angst.

Was an Tagen, an denen ich nach dem Nachtdienst dringend schlafen muss oder sich ein erhöhtes Ruhebedürfnis zeigt, schwer zu ertragen ist, sind Kinder. Das junge Glück über mir hat zwei davon – gut, das eine ist noch winzig, das hört man ab und zu mal krähen. Aber «der Große» kann schon ganz toll mit seinem Plastikauto fahren, immer schön über das Parkett, wie sein Vati, der auch den ganzen Tag mit seinem tollen Auto fährt, unter anderem auch die fünfzig Meter zum Bäcker. Und dann dullert der Zwerg mit irgendwelchen ökologisch korrekten Holzkugeln auf dem Boden herum. Es fühlt sich an, als würde mir jemand permanent auf den Kopf hauen, aber als ledige und kinderlose Frau habe ich selbstverständlich kein Recht, mich über die Brut anderer Menschen zu beklagen. Das erschwert die Lage immens. Spreche ich die junge Mutter darauf an, ob es möglich wäre, das Kind vielleicht mal auf einem Stück Teppich herumfahren zu lassen – «Weil ich sonst hochkomme, die Karre mitnehme und sie bei meinem Vater in den Schredder schmeiße!» zu brüllen kann ich mir gerade noch verkneifen –, kommt das beliebte Totschlagargument: «Aber das sind doch Kinder!»

Tagsüber schlafen zu müssen ist eine echte Herausforderung, was nicht unbedingt damit zusammenhängt, dass ich in der Stadt wohne. Erst kürzlich beschwerte sich ein auf dem Land lebender Kollege, dass er kurz nach zehn am Vormittag geweckt wurde, weil es erbärmlich nach Gülle stank. Fünfzig Meter von seinem Schlafzimmerfenster entfernt tuckerte gemütlich der Bauer auf seinem Trecker vorbei, vor und zurück, mit feinem Sprühnebel die Gülle auf dem Acker verteilend. Ein dichter Nebel aus konzentrierter Schweinescheiße strömte durch jede Fensterritze. Das steckt selbst eine hartgesottene Fachpflegekraft kaum weg, vor allem weil auch die Nase einmal eine Pause braucht.

Manchmal träume ich von einer Rolle à la «Zorro aller Schichtarbeiter». Man hängt im Nachtdienst schwer in den Seilen und kann keinen klaren Gedanken mehr fassen, weil den lieben langen Tag gelärmt wurde – und man möchte sich rächen an all diesen Knallchargen, die für einen hässlichen Anbau vier Monate nonstop hämmern. Man möchte gründlich abrechnen mit all den Erbsenzählern, die drei Stunden lang mit ihrem Rasentrimmer stoisch den Garten abschreiten, und den keifenden Muttis, die ihre Kinder und die fünf Schreihälse aus der Nachbarschaft nicht unter Kontrolle bringen und es gerade noch verhindern können, dass der größte Schreihals die Katze in den Gartenteich tunkt. Man möchte es ihnen heimzahlen, wenn sie endlich alle zur Ruhe gekommen sind, wenn sie ihren Freunden eine Baustellenbesichtigung bieten und friedlich grillen, wenn die Kinder schlafen. Wenn endlich Ruhe ist.

Manchmal haben der Star oder der Giftzwerg zusammen Nachtdienst und fahren mit dem Fahrrad in die Klinik, vorbei an all den Leuten, die sich mit ihren Freunden am See treffen. Sie bauen einen Grill auf, sie sitzen auf Wolldecken, trinken Bier, lachen und reden, und wir werden grün vor Neid. Nach wenigen Stunden mehrfach gestörten Schlafs nachts arbeiten zu müssen macht schlechte Laune, und was wir nicht haben dürfen, sollen andere auch nicht haben. Wie oft haben wir uns schon vorgestellt, einfach den Deich hinunterzurasen, quer über die Wolldecken, bumm! hinein in den Grill, Würste fliegen in alle erdenklichen Richtungen, knack! in die Gitarre, die zu vorgerückter Stunde irgendein dufter Typ zur Hand nehmen wird, um dieses verdammte «House of the rising sun» zu klimpern und den Text immer einen Halbton zu tief dazu zu knödeln. Bis heute haben wir uns das aber nicht getraut: Spätestens, wenn man die Klampfe erledigt hat, ist der Schwung raus, und auf dem Rasen kann man schlecht richtig schnell durchstarten. Wir müssten also zusehen, wie wir aus der Schneise der Verwüstung, die wir da aus billigem Neid verursacht haben, schleunigst wieder herauskommen, den empörten Mob im Nacken. Also radeln wir böse an den Ahnungslosen auf der Wiese vorbei und verabreden uns nach den Diensten zu einem gepflegten Gelage.

So spaßig diese Rachephantasien auch sind – über kurz oder lang muss natürlich ein gangbarer Weg gefunden werden, der es ermöglicht, nach den Diensten zur Ruhe zu kommen und diese zu genießen, denn wenn man nicht aufpasst, wird man zum Misanthropen. Ich merke es manchmal beim Einkaufen, wenn in der Schlange hinter mir nonstop ins Handy gequatscht wird. Die Leute stehen mitten im Supermarkt im Weg, sie drängeln sich wortlos an einem vorbei und brackern einem mit dem Einkaufswagen in die Achillessehne. Das finden andere Menschen wahrscheinlich auch abscheulich, aber ich habe mit dem gigantischen Schlafdefizit nach Nachtschichten wirklich manchmal die Befürchtung, gleich auszurasten, denn der eingebaute Spam-Filter im Gehirn macht nach so viel Durcheinander im Tag- und Nachtrhythmus einfach irgendwann schlapp.

Einer der großen Vorteile im Schichtdienst besteht allerdings darin, ab und zu mitten in der Woche frei zu haben. Es ist mir ein besonderes Vergnügen, mittags ins Fitnessstudio zu radeln und meine mittlerweile notwendig gewordenen Rückenübungen ungestört in einem manchmal völlig menschenleeren Geräteraum zu absolvieren. Hätte ich einen ganz normalen Nine-to-five-Job, so würde ich ab etwa siebzehn Uhr mitten im Feierabendbetrieb um den Platz an einem der Geräte kämpfen müssen, und ich bin froh, dass mir das erspart bleibt.

Morgens in aller Ruhe mit der Kaffeetasse in der Hand aus dem Fenster auf den sich stauenden Berufsverkehr zu gucken ist eine wunderbare Meditation – zu sehen, wie die Menschen genervt mit den Fingern auf dem Lenkrad herumtrommeln oder in der Nase bohren, all das entschädigt mich für all das hektische Herumgerenne der Vortage.

Einen ganz normalen Wochentag einfach in der Wohnung zu verdaddeln und mich dem Sog eines plötzlich auftauchenden Putzflashs zu ergeben und, mit nicht eben leiser Musik, die Fenster zu polieren. Bisher hat sich auch noch niemand beschwert; ich nehme an, dass das an meinem exquisiten Musikgeschmack liegt. Und später, nach einem entspannenden Wannenbad, mit Freunden noch etwas essen zu gehen, macht einen normalen Mittwoch fast zum Urlaubstag – mit der Ausnahme, dass ich im Urlaub auf gar keinen Fall Fenster putze!

Und es ist immerhin ein Trost, dass ich mit dem Lärmproblem nicht allein auf dieser Welt bin: Heute zum Beispiel werde ich noch das Gästebett für den Star beziehen, die morgen früh nach dem Nachtdienst Asyl bei mir findet. Die Klempner nehmen lautstark das Badezimmer in ihrer Nachbarwohnung auseinander.

Ich hoffe, sie vergisst die Brötchen nicht!

SUCHEN UND FINDEN

■ Ein Kongress bewegt die ganze Stadt.

Es herrscht Getümmel am Bahnhof, Gewusel auf dem Parkplatz und selbst die öffentlichen Verkehrsmittel werden endlich genutzt. In der S-Bahn, in der U-Bahn, im Bus und auf dem Kongressgelände wimmelt es von Menschen, die mit ihrem Gepäck Richtung Eingang rumpeln, weil sie es nicht mehr rechtzeitig zum Hotel geschafft haben. Aufgeregte Jungärzte legen besitzergreifend die Arme um die Hüften aufgeregter Jungärztinnen. Man kennt sich aus einem Auslandssemester im europäischen Ausland oder gar Amerika; jetzt hat der Ernst des Stationsalltags von ihnen Besitz ergriffen, und der gemeinsame Kongressbesuch hat für sie in etwa den Charakter einer Klassenfahrt.

Man erkennt die Teilnehmer sofort an ihren Koffertrolleys und den «Kongresstaschen», die bei der Anmeldung und der Entgegennahme der Kongressunterlagen ausgehändigt werden. Am wichtigsten ist die durchsichtige Plastikhülle, in der ein Kärtchen steckt, auf dem der Name und die Stadt stehen, aus der man kommt. Man hängt es sich an einem Bändchen um den Hals und sieht wichtig aus. Verbummelt man dieses Kärtchen, dann darf man nicht mehr hinein. Ferner befinden sich in der Tasche ein Notizblock und ein Kugelschreiber, jeweils mit dem Werbeaufdruck eines Pharmariesen, und ein dicker Band mit den «Abstracts» der Kongressthemen. Die Tasche selbst ist meistens in einem leuchtenden Farbton gehalten, damit man sich auch gleich erkennt, und wenn es ein richtig großer Kongress ist, gibt es sogar Taschen, auf denen in Rot so etwas Pathetisches wie «Wir retten Leben» steht und in die problemlos ein

Laptop verstaut werden kann. Locker passt dort noch eine Flasche Wasser mit hinein oder ein bis zwei belegte Brote, die man sich am Frühstücksbüfett im Hotel geschmiert und in eine Serviette gewickelt hat. Die Catering-Stände nehmen schließlich Apothekerpreise für ein schnödes Käsebrötchen, und insofern wäre es ein guter Gedanke, als Dreingabe auch noch eine kleine «Wir-retten-Leben»-Brotbox dazuzulegen, damit die aus dem Brötchen herausquellende Butter nicht komplett den Notizblock oder gar das Handy einsaut.

Auf dem Vorplatz stehen vereinzelt ältere Herren und blöken lauthals Anweisungen in ihre Handys und demonstrieren ihrem Umfeld ihre ungeheure Wichtigkeit, indem sie lauthals Gerinnungsparameter von Patienten erörtern und den Umgang damit diskutieren. «Aha», denkt ein jeder, «der macht das nicht zum ersten Mal, der weiß Bescheid, und ohne den läuft der Laden nicht.» Und derjenige glaubt das auch selber und lässt demzufolge das Handy lieber an. Wir werden später noch sehen, wohin das führt.

Wie Vögel um die Tränke stehen die Raucher draußen um die Aschenbecher, frierend die Schultern hochgezogen, in der einen Hand einen Kaffeebecher, in der anderen die Zigarette, Frauen in Kostümen oder Hosenanzügen, Herren im Anzug oder gepflegt-lässiger Freizeitkleidung. Es werden kleine und große Wiedersehen gefeiert.

«Martin, du hier?»

«Hey! Susi! Wo hast du denn deinen Mann gelassen?»

«Wir haben uns vor drei Monaten getrennt.»

«Oh, sorry.»

«Kannst du ja nix für.»

Erste organisatorische Fragen werden geklärt. «Ich will mir mal nachher den Vortrag von Klaus zum Airway-Management anhören», sagt ein Schlacks in Nadelstreifen.

«Ach, Klaus», winkt eine Brünette im Hosenanzug ab, «ich geh erst mal in Ruhe über die Industrieausstellung, ich bin noch nicht wach genug zum Zuhören.»

Der Bummel über die Industrieausstellung ist unzweifelhaft eine gute Gelegenheit, sich einen ersten Eindruck zu verschaffen, die Fülle der Angebote, Innovationen und anscheinend absoluten Neuheiten anzugucken und sich von dem Soundteppich aus Gepiepe, Stimmengewirr, elektronischem Geklingel und Gelächter einlullen zu lassen, die immer ein bisschen an den Arbeitsalltag erinnert. Und all die Leute!

Auf dem Vorplatz spreizen die Erfüllungsgehilfen der Bundeswehr ihr olivfarbenes Gefieder. Diese Institution hat den Auftrag, mit jedem Atemzug und jeder Geste klarzustellen, dass sie weitaus mehr kann, als junge Leute, die sich während ihrer gesamten Schullaufbahn nicht ein Jota für Geschichte interessiert haben, zu «Vaterlandsverteidigern» zu erziehen und sie tagelang durch Gestrüpp, Dickicht und Modder stolpern zu lassen und dabei ohne Unterlass anzubrüllen. Die Bundeswehr demonstriert hier vor Ort, dass sie einen Haufen nützlicher und sinnvoller Dinge parat hat, die sie im Falle einer zivilen Katastrophe auch gerne bereit ist herauszurücken. Glanzlos wird auf Praktikabilität geachtet; junge Frauen in unförmigen Tarnanzügen, zweckmäßigen Steckfrisuren und dicken Stiefeln stapfen um große olivfarbene Zelte, die für den Einsatz im Katastrophenfall dienen oder den Freiheitskämpfern und Brunnenbohrern am Hindukusch eine staubsichere Bettstatt gewähren sollen. Männer mit dem Charme von Schiffschaukelbremsern und schief sitzendem Barett gucken mürrisch herüber zu der feingemachten Gesellschaft am Eingang – und gerade die Herren im schnieken Zweiteiler werden später interessiert die mit allerlei technischem Gerät vollgestopften Zelte inspizieren. Das fasziniert, das riecht nach Abenteuer, Männerschweiß und Revierverteidigung in der großen weiten Welt. Und da will man auch nicht mit kritischen Fragen die Harmonie zerstören. Schade.

Ein kurzer Blick auf die Uhr gemahnt mich zur Eile, denn ich bin mit Frau Anzug inmitten dieses Riesenareals verabredet und weiß kaum, wie ich von A nach B kommen soll. Meine Augen scannen hilfesuchend die Halle nach Hinweisschildern ab, und tatsächlich, es gibt welche! Ich muss Rolltreppe fahren und stehe schließlich im ersten oder zweiten Stock. Ich reagiere hilflos, werde mit Ziffern konfrontiert, und eine numerische Reihenfolge bei den Veranstaltungsräumlichkeiten kann ich nicht erkennen. Auf dem Plan sah es wesentlich übersichtlicher aus, wo muss ich denn hin? Wie aus dem Erdboden taucht Rettung in Gestalt von Frau Anzug in der geschmacklosen Teppichlandschaft auf, schick hat sie sich gemacht, wesentlich schicker als ich mit meinem Kapuzenpullover und den Turnschuhen. Frau Anzug sagt, dass sie mal wieder Lust gehabt hätte, sich aufzubrezeln, und wirft kokett ihre langen Haare nach hinten. Wenn man sich umguckt, könnte man ohnehin glauben, man sei zu einer Hochzeit des Hochadels eingeladen. Es fehlen eigentlich nur noch lange Abendkleider.

Frau Anzug ist bestens im Bilde und geleitet mich zu einem Saal, in dem ein Teppich aus den späten Siebzigern liegt. Das ist ja wieder sehr modern, man darf nur nicht zu lange auf das Muster gucken, sonst wird einem schwindelig. Praktische Kongresszentrumsstühle reihen sich aneinander und sind an den Rahmen ineinander gehakt. Diese Erziehungsmethode ist qua Produktdesign unauffällig und simpel gelöst, denn man kann durch die Aneinanderkettung nicht damit kippeln.

Frau Anzug und ich haben uns eine Fallstudie zu einem komplizierten Verlauf einer Bauch-OP ausgesucht: OP, Wundheilungsstörungen, Sepsis, Multiorganversagen, alles dabei und hübsch zusammengefasst. Vorne steht ein Pult, auf dem ein Laptop steht, daneben ein Glas Wasser. Auf der Leinwand sieht man das Logo des Kongresses, wirklich sehr weltläufig das Ganze, richtig mit Corporate Identity.

Ein Mann Mitte dreißig geht zügigen Schrittes auf das Pult zu. Nervös nestelt er an seinem Schlips herum, sein Anzug sieht teuer aus, der Stoff changiert zwischen hell- und dunkelgrau. Für sein geschätztes Alter sind die Haare bereits deutlich gelichtet, er trägt eine randlose Brille und Schweißperlen auf dem Kopf. Nachdem er nervös seinen Krawattenknoten gelockert hat, fängt er sofort an, die ersten Folien seiner PowerPoint-Präsentation poppen auf, und er rattert den Text in einer enormen Geschwindigkeit hinunter. Den Blickkontakt zum Auditorium wird er über die gesamte Vortragslänge nicht wieder herstellen. Wir erfahren von einem dramatischen Operationsverlauf, sehen alsdann das appetitliche Foto einer bereits geöffneten Bauchhöhle, in der Operationsinstrumente stecken, flipp! nächste Folie. Wir hören Begriffe wie «Eiter» und erkennen den Eiter auf der dazu passenden Folie. Man kann nicht meckern, die «keywords» hat er gut positioniert, meistens am Satzende, wo die Stimme hinuntergeht, da kriegt man es gerade noch mit, bevor der nächste Schwall kommt. Die Folien wechseln im geschätzten Fünfzehn-Sekunden-Takt, und in diesem Mordstempo spuckt der gestresste Referent Daten, Zahlen und Fakten wie eine Art sprechender Kassenbon aus. Er schwitzt, als säße er an der Copacabana in der prallen Sonne.

«Der legt sich ja ganz schön ins Zeug», feixt Frau Anzug flüsternd, «ich schätze, in zehn Minuten ist der durch damit!» Auch die nächste Folie, zack!, vom oberen bis zum unteren Rand voll mit Text, stellt kein Problem dar, innerhalb von zehn Sekunden hat der junge Mann sich durch jede einzelne Zeile gekämpft. Frau Anzug nimmt ihre Brille ab, und das ist ein deutliches Zeichen. Ich glaube, sie hat keinen Bock mehr auf diese Frontalbeballerung und würde am liebsten verschwinden. Doch das wäre wie im Kino, «Darf ich mal …, entschuldigung …, danke!», Popcorn fiele hinunter, und das nervt erst recht. Wenn Frau Anzug recht hat, sind es ja auch nur noch fünf Minuten.

Dem Vortragskünstler muss der Schweiß jetzt zentimeterhoch im Schuhwerk stehen. Just in diesem Augenblick ist er auch schon fertig mit allem und bedankt sich herzlich, «auchmeinemcheffürdieunterstützungundohnedendervortragniemalsrealisierbargewesenwäre!» Das sich daraus ergebende Abhängigkeitsverhältnis wäre sicher auch ein interessantes Thema gewesen. Frau Anzugs Einschätzung mit den zehn Minuten war sehr präzise, und wir haben einen Zeitgewinn von etwa dreißig Minuten bis zum nächsten Vortrag. An der anschließenden Diskussion beteiligen wir uns nicht, denn der Mann beantwortet die Fragen genauso atemlos wie beim Vortrag, und die Befürchtung, er könne kollabieren oder schlichtweg verrückt werden, ist nicht ganz unberechtigt. Das wollen wir uns ersparen, es soll schließlich ein fröhlicher Tag werden.

Wir verlassen den Vortragssaal, durchkreuzen Gänge, nehmen die erstbeste der unzähligen Rolltreppen dieses gigantischen Zentrums, fahren in die Eingangshalle, die mittlerweile einem wuselnden Ameisenhaufen gleicht, und finden uns vor dem Haupteingang bei den Outdoor-Aschenbechern ein. Es hat angefangen zu schneien; ein eiskalter Wind heult um die Ecke und es ist ungemütlich. Frau Anzug bemerkt eine Handvoll Tabakkrümel in der Tasche ihres Jacketts. «Halt mal.» Sie drückt mir einen Tabakbeutel in die Hand, zieht ihr Jackett aus und schüttelt die Krümel aus, die mit den Schneeflocken verwirbeln und um die Ecke wehen. «Scheiße, ist das kalt», konterkariert sie ihren eleganten Auftritt, zieht das Jackett wieder über und dreht sich frierend eine Zigarette. Es ist eng hier draußen, denn man kann nur unter dem Vordach stehen, sonst wird man umgepustet. Wie Pinguine stehen wir dicht an dicht; eigentlich ist es ganz gemütlich, aber immer zieht wieder irgendjemand sein Handy aus der Tasche, und sofort pfeift der Eissturm in den entstandenen Zwischenraum. Schlotternd gehen wir wieder hinein und hinterlassen eine frostige Lücke. Die Gruppe draußen rückt zusammen.

Unser Interesse gilt nun dem Stand einer Pharmafirma, an dem es immer sehr leckeren Espresso gibt, und der befindet sich inmitten der Industrieausstellung. Das bietet uns eine gemütliche Rückzugsmöglichkeit, in der man trotzdem alles Wichtige mitbekommt.

Der potentielle Kunde wird umgarnt, damit er glaubt, dass er genau diese Sachen haben muss. Alle haben sie sich richtig etwas einfallen lassen, ohne Event-Management geht es heutzutage auch gar nicht mehr. Neben der Zurschaustellung wichtiger und weniger wichtiger Produkte gilt es, den Kunden Platz zum Ausspannen zu bieten, inklusive einer reichhaltigen Getränkeauswahl sowie diverser Snacks. Hier ein Ausschank frisch gepresster Säfte, dort eine Auswahl an Vollwertbrötchen mit Käse, auch Äpfel liegen in großer Zahl parat, «an apple a day keeps the doctor away». Frau Anzug und ich nehmen uns gleich mal einen und steuern zielstrebig zum Pharma-Stand. Dort steht wie jedes Jahr Herr Schwarz und freut sich, als wir um die Ecke kommen. «Ach, Sie auch hier», lacht er, «geht's gut?» Wir schütteln uns die Hände, während wir unser Wohlbefinden bekunden, und dann fragt er freundlich: «Kaffee, die Damen?»

«Ach, Herr Schwarz, wir hatten so gehofft, dass Sie uns das fragen würden», antwortet Frau Anzug augenzwinkernd, und Herr Schwarz werkelt sogleich fachkundig und emsig an einer knallrot glänzenden italienischen Espressomaschine herum, die fauchend das Getränk in zwei kleine Tässchen speit. Er nimmt die Tässchen, legt auf die Untertasse jeweils zwei außerordentlich leckere Kekse und geleitet uns zu einer eleganten kleinen Sitzgruppe, die in diese knappe Quadratmeterzahl des Standes mal gerade so hineinpasst. Das nennt man, glaube ich, «comfort zone», und da sitzen wir nun wie zwei Diven und schlürfen geräuschvoll unseren Espresso. Das muss man so machen, damit sich der Geschmack besser entfalten kann. Frau Anzug hält elegant ein Gebäckstück zwischen zwei Fingern, den kleinen Finger abgespreizt, und blättert mit der anderen Hand im Programm. «Gehen wir zur Herzinsuffizienz?», fragt sie mich. Ein Vortrag über Herzinsuffizienz, wenn die Pumpe nicht mehr so recht will, und die Folgen nebst apparativen Behelfsmöglichkeiten, bei dem wir bestimmt richtig was lernen können, das ist genau das Richtige für uns. Allerdings müssten wir uns dann auch baldmöglichst erheben, denn es geht in zehn Minuten los. Wir bedanken uns bei Herrn Schwarz für die hervorragende Bewirtung und drohen einen erneuten Besuch an, damit er auch die Gelegenheit hat, neues Backwerk zu organisieren. Frau Anzug hat ganz schön zugeschlagen und wischt sich die Krümel vom Dekolleté. Diesmal nehmen wir die normale Treppe; es ist nicht weit, und die Kohlenhydratzufuhr durch die vorzüglichen Kekse muss ja auch verwertet werden.

Der Vortrag findet in einem riesigen Saal statt, an dessen Fenstern dicke Schneeflocken vorbeitreiben. Wir suchen uns ein strategisch günstiges Plätzchen im hinteren Saaldrittel: Zum einen wollen wir natürlich sehen, wer da redet. Und wir wollen sehen, wer aus dem Publikum danach zum Mikrofon geht, um wichtigtuerische Fragen zu stellen oder blöde Bemerkungen zu machen, die dann das ganze Auditorium aufbringen, bevor es ans Eingemachte geht.

Wir stellen unsere Taschen ab, und schon betritt ein großer

Mann das Podium. Er trägt einen akkuraten Seitenscheitel und ist sorgfältig rasiert, der maßgeschneiderte Anzug betont unaufdringlich seinen athletischen Körper. Frau Anzug pfeift leise durch die Zähne, und die Frau vor uns dreht sich grinsend um und hält den Daumen nach oben. Ich finde den Typen ein bisschen zu sparkassenmäßig, will den Damen aber auch nicht die Stimmung verderben.

Der Mann hat eine sonore Stimme. Er stellt sich vor, spricht ruhig und fummelt sich nicht ständig am Schlips oder Hosenbein herum. Auch er nutzt PowerPoint-Folien, die ihm aber eher zur Orientierung dienen, sodass uns ein weiteres anstrengendes «Pixel-Karaoke» erspart bleibt. Ab der zweiten Folie packen im Publikum gleich mehrere Personen ihre Digitalkameras aus, dann wird gezoomt, wssss! und eifrig die vorne präsentierte Folie abfotografiert, klack! Die Streber fotografieren alles schön ordentlich ab, um die Folien zu Hause nochmal zu bearbeiten und daraus vielleicht flugs eine schicke kleine Dissertation zusammenzuhäkeln.

Dem Vortrag liegt ein bestechend hohes und umfassendes Fachwissen zugrunde. Frau Anzug und ich beißen zum Zeitvertreib krachend in unsere Äpfel von der Industrieausstellung.

Nach ungefähr einer Dreiviertelstunde ist der Referent fertig mit seinen Ausführungen und fragt, ob es denn noch Fragen gäbe. Es kommt zu zügigen Wortmeldungen, schließlich wurde allerneuestes Hightech zur Verbesserung der kardialen Pumpleistung vorgestellt, da möchte natürlich jeder seinen Senf dazugeben. Frau Anzug und ich arbeiten auch mit all diesem Krempel, aber wir wollen nicht die Rampensau geben – wir bleiben sitzen, um uns über die aufgeblasenen alten Knacker lustig zu machen. Mit leicht nach hinten gestellten Schulterblättern und auf dem Rücken zusammengelegten Händen betritt der erste grau melierte Wortmelder die Showbühne und nuschelt gelangweilt in die Verstärkermembran. Er scheint geradezu darauf vorbereitet gewesen zu sein, dass während des Vortrags Dinge erörtert werden, zu denen er ganz klar die eine oder andere Note beitragen kann. Sozusagen.

Es erfolgen circa zehn Sekunden Einwirkzeit. Dann ertönt erst mals hörbares Erstaunen. Der Lieferant dieser erstaunlichen Tatsachen – und erstaunlich ist hier zunächst alles, was besonders teuer oder besonders billig ist – dreht sich vom Mikrofon weg und schickt sich an, an seinen Platz zurückzukehren. Eine spontan aus dem Publikum gestellte Frage hält den Wortmelder jedoch zurück, allerdings nicht durch abruptes Bremsen mit kombiniert brüskierter Kehre, nein, er bleibt ganz gelassen stehen und brummelt die Antwort auf die Frage aus dem Publikum aus etwa zwei Meter Entfernung immer noch gut verständlich in das Mikrofon, verharrt kurz, und als keine Gegenfrage kommt, begibt er sich in aller Ruhe zurück an seinen Platz. Kein Zweifel, hier ist ein Könner am Werk. Der Referent fragt, ob denn «die Thüringer vielleicht noch etwas Neues hätten». Aha, «die Thüringer», man kennt sich also, und dann erhebt sich auch schon der Ober-Thüringer. Er sächselt entsetzlich; Frau Anzug und ich verstehen kein einziges Wort, und in den hinteren Reihen fangen einige an zu lachen. Die Veranstaltung kippt nun in eine Komödie um. Der Vortrag war schon super, aber der Rest war absolute Spitze. Was für eine Darbietung! Frau Anzug und ich leiden allerdings plötzlich am Phänomen «Fremdschämen». Der sächselnde Mann macht uns wahnsinnig, und so entscheiden wir uns kurzerhand zur Flucht und verlassen mit einigen anderen grinsend den pompösen Saal.

Draußen beim Rauchen überlegen wir, was wir uns nun anhören. Das auf einem Kongress angebotene Programm gleicht einer reichhaltigen Speisekarte. Standards wie Vorträge über Narkoseführung, Beatmung und Notfallmanagement finden sich in großer Anzahl, sie sind sozusagen die «Schnitzel mit Pommes frites» im Programm: Fast jeder kennt sie, fast jeder mag sie, und wenn einem nichts anderes einfällt, dann geht man dort hin.

Wesentlich elegantere Kreationen aus der Sterneküche sind die Spitzfindigkeiten aus der Biochemie, bis ins kleinste Detail auseinandergenommene Blutgasanalysen und ausufernde Vorlesungen über ein einziges Spurenelement, an die sich oftmals erbitterte Debatten schließen.

Hinter «Hands-on»-Veranstaltungen verbergen sich Workshops wie zum Beispiel «Airway-Management – State of the Art» in einer bunten Palette aus der Sprachfamilie des Fach-Denglish oder zu vielerlei praktischen Dingen aus der Geräteküche und dem Bedienen von Beatmungstuben, Schalluntersuchungen und ähnlichem Alltagsgewerk. Die eine oder andere Veranstaltung ist von Pharma-Multis gesponsert, wobei sich die Frage stellt, ob es sich bei diesen Veranstaltungen nicht doch eher um ein groß angelegtes «Product Placement» handelt.

Wer später noch kann, guckt in die Dessertkarte, in der sich so manches Schmankerl befindet. Meistens handelt es sich um Vorträge aus dem Bereich des Managements oder gar der EDV; da kann man in der anschließenden Diskussion nochmal allen zeigen, dass man es richtig drauf hat. Veranstaltungen über ethisch-moralische Fragestellungen werden durchaus auch angeboten, nur findet sich im beruflichen Alltag wenig Zeit, sich «auch noch damit zu beschäftigen», sodass hier zumindest garantiert wird, einen freien Sitzplatz zu bekommen. Falls pflegerische Themen überhaupt angeboten werden, sind sie mit Vorsicht zu genießen. Zahlreich sind die Veranstaltungen zu den sogenannten «Nachspürthemen», die im Grunde sehr interessant und für die praktische Arbeit unersetzlich sind. Leider bedienen die Referenten sich oftmals eines Vokabulars, das es mir in den meisten Fällen unmöglich macht, dem Ganzen länger als zwanzig Minuten beizuwohnen. Beschäftigen wir uns beispielsweise mit den verschiedenen Möglichkeiten, einen Patienten zu lagern, ihm beim Aufstehen behilflich zu sein und das unter Berücksichtigung seiner Ressourcen, fällt früher oder später das Wort «nachspüren». Und nachdem einem zu Übungszwecken eine dicke Wurst aus einer zusammengerollten Bettdecke unter die Rückenpartie gepackt wurde, kommt die Aufforderung, «nochmal nachzuspüren, was das mit dir macht, wie sich das anfühlt, auch ein Stück weit die eigene Bewegungsunfähigkeit zu erleben».

Ein ganz watteweicher Satz und irgendwie auch sehr lieb, ne?

Immer wieder beliebt ist das Auffrischen von Themen, die jeder aus der Krankenpflegeausbildung kennt. Kaum etwas kratzt auch nur im Ansatz an dem ewig guten und sanft lächelnden Antlitz der Krankenpflege, die sich hier auf dem Kongress noch mehr Wissen und Durchblick aneignen kann, um all dies in den ohnehin schon vollgestopften Berufsalltag effektiv zu integrieren. Bemerkenswert ist jedoch, dass in den letzten Jahren auch Unannehmlichkeiten wie Burnout-Syndrome, die Tücken der Kommunikation innerhalb eines großen Teams sowie die Bewältigung zahlreicher Konflikte wie Gewalt, Rassismus und Ähnliches ihren Weg in die Kongresse gefunden haben. Oft sind die Säle, in denen die Vorträge stattfinden, dermaßen voll, dass man gut daran tut, sich dort frühzeitig einzufinden. Dies ein gutes Indiz dafür, dass mit eitel Sonnenschein und eifriger Dienstbeflissenheit auf Dauer kein Staat zu machen ist, auch wenn das von den leitenden Chargen nicht unbedingt mit Wohlwollen und Solidarität belohnt wird. Andererseits darf man erwarten, dass die stets eingeforderte Flexibilität auch in einer Leitungsetage oder einer sogenannten «Fachweiterbildungsstätte» Einzug findet.

Dieser Kongress bietet leider erst am folgenden Tag eine Vortragsreihe für die Intensivpflege an, und ich habe nur diesen Tag frei bekommen. Die Verabredung mit Frau Anzug war mir jedoch um Längen wichtiger, und so fällt mir der Verzicht auf die morgigen Präsentationen nicht unbedingt schwer.

Uns stellt sich nun die Frage, wie wir den weiteren Tagesverlauf gestalten, weil wir auf den ersten Blick nichts entdecken können, was uns wirklich brennend interessiert. Es gäbe zum einen die Variante «Zeit vertrödeln», in dem man sich erst mal zum Rauchen vor die Tür begibt, am Büchertisch in Fachliteratur herumblättert, noch irgendwo einen Kaffee abstaubt und zufällig auf Leute trifft, die man schon ewig nicht mehr gesehen hat. Zum anderen gibt es die Variante «nach Hause gehen», sich später zur großen Party treffen und sich so noch ein paar wirklich freie Stunden gönnen. Frau Anzug und ich entscheiden uns für die Fahrt nach Hause und verabreden uns gegen zwanzig Uhr auf der Party.

Der Ausschank auf einer solchen Party hängt von der Größe des Kongresses ab. Auf einem kleinen Kongress trifft man sich eher zu einem «geselligen Beisammensein», trinkt ein Bier, unterhält sich und geht dann wieder. Auf einem großen Kongress darf man mit einem Gelage mittelschwerer Größenordnung rechnen, denn in der Regel gibt es bis zu einem bestimmten Zeitpunkt Freibier. Das Freibier wird oftmals in etwas wabbeligen Plastikbechern gereicht, was den Transport mehrerer Becher massiv erschwert. In diesem Getümmel finden Frau Anzug, die jetzt Jeans und T-Shirt trägt, und ich uns auch gleich mit einem Wabbel-Bier wieder, das wir von einem aufmerksamen Kollegen in die Hand gedrückt bekommen. So ersparen wir uns das Gedrängel an der Theke und können sofort unserer Leidenschaft frönen: gucken.

Gerne werden solche Partys auch als Kontaktbörse genutzt, und es ist interessant zu beobachten, wie sich die Kongressteil-

nehmer allmählich locker machen. Wer vormittags in Hosenanzug, Kostüm oder Anzug herumlief, hat für die abendliche Veranstaltung die Garderobe gewechselt: Junge Typen stehen
breitbeinig in Schlabberjeans und lassen sich von den modebe-
wussten Ladys für ihren trendigen Auftritt bewundern. Sie haben ihre Arme vor der Brust verschränkt, und ihre angeberische
«Ich-mach-eh-alles-anders»-Visage ist nur ein Showelement,
mit dem sie für ihr revolutionäres Rock-'n'-Roller-Leben auf
der Intensivstation Reklame laufen. Die Frauen, die diesen Typ
Kollegen umringen, sind in der Regel jung und noch ohne Kind
und tragen enge Jeans, die in enge Stiefel gesteckt werden,
Strickjacken mit irgendwelchem Gebammsel dran oder ein en-
ges Shirt mit Kapuze. Alles wirkt sehr laut und bunt, aber harm-
los, denn noch sind alle mit der Reviermarkierung befasst, sodass es erst später interessant wird.

Wir erspähen die alten Knacker vom Vormittag, die
zusammenstehen und Rotwein trinken. Hier handelt es sich um
eher minderwertige Ware, die am nächsten Tag noch gehörig
nachdröhnt und in Plastikbechern serviert wird. Ich frage mich
immer wieder, warum diese Menschen, die echte Weinkenner zu
sein vorgeben und niemals müde werden, von «großen Gewäch-
sen» zu schwärmen, auf diesen Veranstaltungen so ein übles Zeug
in sich hineingießen. Später werden die Herren nach vollzogener
Druckbetankung «lustiges Studentenleben» spielen, was bedeutet, junge und attraktive Frauen auf übelste, schleimigste und
oftmals sehr handgreifliche Masche anzugraben. Den Schutz der
Hierarchie ausnutzend – «Ich bin Chef und die nicht!» – erfährt
der Angreifer bedauerlicherweise so nur wenig bis gar keinen
Widerstand. Dabei wäre in diesem Umfeld eine kleine Schubserei
oder Rangelei wirklich unterhaltsam. Frau Anzug und ich finden
die Vorstellung toll, einen sabbernden und grabbelnden alten Su-
gardaddy mit einem lauten «Sag mal, spinnst du?!» in die Stell-

wände eines Beatmungsgerätestandes zu schubsen und dann abzuwarten, wie die Umstehenden darauf reagieren. Es käme sicherlich irgendein Stiefellecker zu Hilfe, ohne Notiz von dessen vorab vollzogener Übergriffigkeit zu nehmen, sodass unser größtes Begehr zu diesem Anlass eine veritable Saalschlacht wäre, denn an sich gibt so eine Party ja nicht allzu viel her.

Ein wesentlicher Bestandteil aller Partys ist die musikalische Untermalung, und auf Kongressfeiern treten oftmals sogenannte Top-40-Bands auf, die die Top-Hits der letzten Jahrzehnte live nachspielen. Zum tausendsten Mal hört man eine weitere unerträgliche Version von Gloria Gaynors «I will survive», die hervorragend zu einem Notfallkongress passt und überdies exakt dem Takt entspricht, mit der eine Herzdruckmassage durchgeführt werden sollte. Die Alternative wäre «Highway to hell» von AC/DC …

Es wird sich quer durch die beliebten Rock- und Pop-Gefilde geknödelt, und die zahlreichen Besucher klatschen, grölen und tanzen begeistert im Takt. Später werden sie sagen, dass sie diese Musik eigentlich nur auf Feten hören, sonst kämen sie «eher so aus der Jazz-Ecke». Diese Musik ist eine Art Reminiszenz an die Jugendsünden und weckt gerade bei den älteren Semestern eine Mischung aus Grusel und Wehmut, denn der Pubertäts-Soundtrack ruft die eine oder andere Erinnerung an heimlichen Biergenuss und verschmähte Liebe wach.

Durch die Menge kämpfen sich der Star und die Bohnenstange. Wir haben alle leere Becher in der Hand, und ich erkläre mich bereit, Nachschub zu holen. Einträchtig schlendern wir dann mit unseren Getränken durch die sich selbst feiernde Menge, scherzen mit ein paar Kollegen aus Süddeutschland und kämpfen uns durch zur Tanzfläche. Die Band könnte jetzt alles spielen, was sie wollte, und es würde getanzt werden.

Es ist mittlerweile Mitternacht. Im Klartext heißt das: Ab jetzt gibt es das Bier nur noch auf Privatrezept – man muss selber zahlen, und auch wenn es das Gebräu ab jetzt im Glas gibt, schmeckt es dadurch nicht besser. Erschwerend hinzu kommt die Tatsache, dass der Star und ich morgen mit halbwegs klarem Kopf pünktlich auf der Station erwartet werden. Daher entscheiden wir uns schweren Herzens zu gehen und verabschieden uns von der Bohnenstange und Frau Anzug, die beide den morgigen Tag frei haben und kurzfristig entschieden haben, nun doch noch gepflegt durch den Tisch zu treten.

Am nächsten Tag ruft mich Frau Anzug an. Ihre Stimme ist zwei Oktaven tiefer, und sie beklagt einen ziemlichen Kater. Trotzdem habe sie sich am nächsten Tag noch tapfer für zwei Vorträge zum Kongress begeben und beim ersten rein zufällig neben dem Arzt vom Vortag gesessen, der sich während des Vortrags mit seinem Handy beschäftigte und eine SMS tippte, die Frau Anzug aus dem Augenwinkel sehr gut lesen konnte: «die tussi war heute morgen weg. scheiße.»

Recht so, dachte sich Frau Anzug da, wer eine Frau nach einem One-Night-Stand ‹Tussi› nennt, weil sie nicht zum Frühstück bleibt, heiraten und seinen genetischen Code in die Welt hinaustragen möchte, hat es auch nicht anders verdient.

Kongresse sind ein riesengroßer Jahrmarkt der Eitelkeiten, auf denen gewaltige Pfauen ihr prächtiges Gefieder spreizen und heimlich auf den Teppich kacken, wo eifrige Wissensdurstige aufgeregt nach jemandem suchen, der ihnen die Weltformel erklärt, die Quadratur des Kreises elegant hinbiegen kann und jemanden kennt, der im Bernsteinzimmer wohnt. Vielleicht steht eine Hollywoodschaukel darin.

Es ist eine Art gut organisierte und mächtig aufgebrezelte

«Notfall-Hadsch», auf der alle in mehr oder weniger stiller Andacht die Industrie des Hightechs und der Studien umkreisen. Referenten feilen mittels Vorträgen an ihrer Gottwerdung, und man trifft auf den durch die Menge gockelnden großen Narkose-Maestro, der seine besten Zeiten bereits hinter sich hat, auf Gruppen schickgemachter Krankenschwestern und Ärztinnen, Berufsjugendliche im Endfünfzigerbereich in unangemessen engen Hüftjeans sowie wandelnde Schminktäschchen, die, umhüllt von einem schweren Duft, an einem vorbeischweben. Man beobachtet, wie sie gucken, werben und sich gegenseitig bequatschen und die Butter vom Brot zu nehmen versuchen, wie sie alle ihre eigene dreckige kleine Geschichte mit sich herumschleppen und ordentlich herumlärmen, damit es keiner merkt. Es sind großartige Spiele, und sie haben ein dankbares Publikum.

Und nächstes Jahr gehen wir wieder hin!

MASCHINSKA STOP!

■ Wenn ich ab und an in Situationen gerate, in der man sich nach meiner Arbeit erkundigt, frage ich mich manchmal akut, ob ich nicht einen anderen Beruf angeben sollte. Weil ich mich in anderen Arbeitsbereichen aber nicht gut auskenne und vermeiden möchte, dass man mich zum Beispiel in ein Fachgespräch über Webdesign verwickelt, sage ich meistens doch, dass ich in der Intensivpflege tätig bin.

Und dann geht es los.

Manche fragen mich, ob man «all das nicht auch manchmal mit nach Hause nimmt.»

Nein. Ich nehme mir keine Arbeit mit nach Hause. Es gibt Berufe, da würde man sich damit nur Ärger einhandeln. Ich nehme an, dass es Gerichtsmediziner damit ähnlich halten. Oder Totengräber.

Wenn ich richtig Pech habe, wird mir dezidiert erläutert, wie übel der Intensivaufenthalt eines Familienangehörigen oder Bekannten war und dass das Pflegepersonal einen maßgeblichen Anteil daran gehabt hat. Meistens, weil «die keinen Bock» hatten, was der Euphemismus für «keine Ahnung haben» ist.

Und häufig bringen sich die Menschen in eine bequeme Sitzposition und lauern auf fiese und dramatische Geschichten aus meinem Berufsalltag, die sie mit einem indirekten «Oh, da liegen ja sicher ziemlich schwere Fälle, oder?» einfordern. Sie fragen, ob es Sinn mache, jemandem, der gerade im Begriff ist, zu ersticken, einen Kugelschreiber zu Beatmungszwecken «in den Kehlkopf» zu stecken, das hätten sie mal bei *MacGyver* gesehen. Das tröstet mich, denn ich möchte nicht hoffen, dass man den

Menschen dieses Verfahren bei ihrem Erste-Hilfe-Kurs, der wahrscheinlich schon mehrere Dekaden zurückliegt, empfohlen hat.

Schlimm sind auch Fragen, die mit «Wie ist das eigentlich …?» anfangen. Da soll ich die Grundlagen des Herzversagens beschreiben, «mal eben» den korrekten Ablauf einer Reanimation schildern oder die Dramatik veranschaulichen, wenn Angehörige nach dem plötzlichen Tod eines Menschen auf dem Stationsflur kollabieren. Und gemeinhin scheint man auch dem Glauben anzuhängen, dass das Pflegepersonal auf Intensivstationen kompetenter sei als die Kollegen auf den Normalstationen. Ich glaube das nicht.

Meine Lieblingsreaktion ist jedoch zweifelsohne die von Frauen im grünen Samtkleid, die sich einen ganzen Abend lang an einer Weißweinschorle festhalten.

«Also, ich lehne die Schulmedizin ja total ab für mich», sie schlägt das linke Bein über das rechte, «ich nehme nur homöopathische Sachen oder Bachblüten, und diese ganze Apparatemedizin finde ich ganz, ganz schlimm», stolpert die engagierte Naturheilkundekundin vom Hölzchen aufs Stöckchen, und ich weiß gar nicht, wo ich zuerst intervenieren soll. Was für eine Anklage! Auf Homöopathie und Bachblüten gehe ich gar nicht erst ein, denn ich halte das für ausgekochten Mumpitz – wenn ich nichts habe, muss ich auch nichts einnehmen. Viel lieber möchte ich wissen, was sie denn konkret mit «Apparatemedizin» meint, denn es klingt so, als würde sie gern dieses Schlagwort loswerden und einen engagierten Appell an wen auch immer richten, weil ihr «Verhältnis zu Gesundheit und Erkrankung auch schon ein Stück weit ein ganz anderes ist, also eher ganzheitlich». Also eher das diffuse Gesamtgebinde, in dem vom «Geist der Pflanzen» über die Wünschelrute bis zum esoterischen Bimbam alles enthalten ist. Um ein nicht enden wollendes Kolloquium über ihr bewegtes Innenleben möglichst zügig auszubremsen, schlage ich vor, sie solle sich doch mal vorstellen, sie würde auf dem Rückweg von dieser Party mit dem Vorderrad in die Straßenbahnschienen geraten und sich so richtig fies auf die Klappe legen. Eine Art «Phantasiereise» also, das mögen die ganzheitlich vor sich hin träumenden Menschen ja immer gerne.

Weil ihr Bein nach dem Sturz im rechten Winkel nach außen hin absteht, ruft jemand den Krankenwagen, damit das Bein im Krankenhaus geröntgt werden kann. Das Röntgengerät ist ein «Apparat», erkläre ich und komme mir vor wie eine Grundschullehrerin.

«Ja», erregt sich die Frau, «und das sind zum Beispiel alles Strahlen!» Ich wünsche mir plötzlich, dass mein Handy klingelt. Ob sie dann wegrennen würde?

«Richtig», bekräftige ich ihre physikalisch korrekte Aussage, «aber dafür erkennt man dann, was nicht ganz in Ordnung ist mit deinem Bein – man kann auch ohne Röntgen erkennen, dass da was nicht stimmt, aber wenn das Bein so verbogen ist, dann wird man es unter Umständen operieren müssen, und im Operationssaal gibt es noch viel mehr Geräte.»

Sie guckt mich groß an. «Narkosen sind auch Gift für den Körper», ereifert sie sich.

«Ja», sage ich, «das ist eine gezielte Vergiftung, und damit wir erkennen können, wann es zu viel wird, haben wir einen Haufen Geräte. Und dann haben wir noch Apparate für die Beatmung», werde ich allmählich beißend, weil ich es als eine außerordentliche Zeitverschwendung empfinde, hier irgendetwas zu klären. Es ist eine undankbare Aufgabe, manche Menschen darüber zu belehren, dass die Anwendung von Homöopathika, Schüßler-Salzen oder Bachblüten bei den Gläubigen sicher ihre Berechtigung hat, diese Präparate im Notfall aber nur begrenzt sinnvoll sind, weil wir uns in einer Reanimationssituation auf

Medikamente verlassen müssen, die einen wesentlich zügigeren Wirkungseintritt versprechen. Und mit Notfalltropfen aus der kleinen Bachblütenapotheke kämen wir bei einem Herzstillstand nicht besonders weit. Hätte meine Tischnachbarin nun angemerkt, sie befürchte, die Patientenbedürfnisse drohen in einem Apparatepark unterzugehen, dann hätten wir eine tolle Gesprächsbasis gehabt. Oder dass die Selbstbestimmung des Menschen über Bord geht, all das wären prima Themen für ein heiteres und substantielles Partygespräch gewesen. Stattdessen muss ich mich mit zerstreuten Vergiftungsängsten fremder Frauen herumärgern, in deren Handtaschen diverse Döschen, Gläschen und Tuben dubiosen Inhalts herumklackern, die ihr das Überleben im Alltag sichern. Die Schulmedizin als solches und die Intensivmedizin im Besonderen in Frage zu stellen finde ich gar nicht schlimm. Mich aber glauben machen zu wollen, dass das alles nur mit der richtigen Auswahl an Streukügelchen zu bewerkstelligen sei, und das, ohne sich über die Hintergründe meines Tuns Gedanken zu machen oder sie zu erfragen, ist nicht das, was ich mir unter einer kurzweiligen Party-Unterhaltung vorstelle.

Dass die «Apparatemedizin» skeptisch beäugt wird, kann ich gut verstehen. Ich beäuge die Apparate selbst auch skeptisch, weil ich mit ihnen arbeiten muss. Und die Grundregel lautet: Je größer das Gerät und je dringender es eingesetzt werden muss, desto mehr Theater wirst du damit haben. Das sagt einem in der Einarbeitungszeit oder in der Fachausbildung aber niemand; das ist teuer bezahlte Erfahrung.

Grübelnd stehen die Eule und ich vor dem Bett von Herrn Koller, einem etwas dicklichen Mittsechziger. Sein Darm war durch eine chronische Entzündung perforiert, das eigentlich für den Alltagsgebrauch ausreichend stabile Darmgewebe zerstört, und der Inhalt dieses meterlangen Geschläuchs hatte sich in seinen Bauchraum ergossen. Für die Operateure kein schöner Anblick und für Herrn Koller eine lebensbedrohliche Situation.

Nach der Visite kommt die Eule mit einem DIN-A4-Zettel in der Hand ins Zimmer geschwebt, auf dem die Laborwerte des Dicken gedruckt stehen.

«Ich befürchte, wir müssen Herrn Koller filtrieren», bestätigt sie das, was ich schon geahnt habe. In der Dienstübergabe hatte der Star es bereits angekündigt, weil der Patient in den letzten Stunden nur noch knapp zwanzig Milliliter ausgeschieden hat. Frühmorgens sei es noch etwas mehr gewesen. Der Star sieht ganz schön angeschlagen aus; zum einen ist sie schon seit halb fünf auf den Beinen und der Frühdienst war «etwas tumultig», deshalb sei auch noch kein Filtrationskatheter gelegt worden, weil die Ärzte schlichtweg keine Zeit dafür gehabt hätten. Erschöpft lehnt sie am Waschbeckenrand neben dem Kurvenwagen. Wir gehen die Fakten noch einmal durch, einen umfangreichen Verbandswechsel nehme ich als zusätzliches Schmankerl noch mit ins Nachmittagsprogramm. Ansonsten sollte es gehen, denn der zweite Bettplatz im Raum ist leer, und ich hoffe, das bleibt so. Der Star geht noch einen Kaffee trinken, damit sie auf der Heimfahrt nicht einschläft, und ich bleibe bei Herrn Koller und seinem maroden Organsystem.

Durch die hemmungslos tobende Infektion haben die Nieren ihre Funktion vorübergehend eingestellt, was sich für eine verantwortungsvolle Niere eigentlich nicht gehört. Mental bereite ich mich darauf vor, was jetzt kommt: das Hämofiltrationsgerät zusammenbauen, kurz: «die Niere», weil sie im Groben das tut, was eigentlich der Job der Niere wäre, nämlich das Filtern von harnpflichtigen Substanzen und Salzen und das Ausscheiden derselben. Der Beutel, der am Dauerkatheter in der Blase von Herrn Koller angeschlossen ist, ist so gut wie leer.

Es ist keine Zeit zum Schimpfen und zur Organ-Anklage, jetzt muss etwas getan werden, und es ist Zeit für die Ausweitung der «Apparatemedizin»: nach Daten, Fakten und Zahlen endlich die Idee! Zuerst einmal benötigt Herr Koller einen Filtrationskatheter, ein ziemlich dickes Ding, fast so dick wie ein kleiner Finger, der günstigstenfalls in die Halsvene gelegt wird. An das ypsilonförmige Gebilde wird dann später «die Niere» angeschlossen. Aus der einen Zugangsseite wird das Blut aus dem Patienten herausgezogen, durch eine Filterkartusche mit vielen kleinen Poren gepresst, durch die wiederum eine Spüllösung läuft und die ganzen harnpflichtigen Substanzen herauslöst, die wiederum in einen Beutel laufen, literweise, stundenlang. Das gereinigte Blut wird über den anderen Katheterschenkel wieder in den Patienten zurückgegeben. So weit, so simpel.

Herr Koller ahnt von all dem nichts. Er hat eine Narkose, ist beatmet und wird von all den Aktivitäten hoffentlich nicht viel mitbekommen. Ich richte der Eule ein steriles Tischchen, auf dem sich sämtliche Zutaten für eine Katheteranlage befinden, binde ihr den sterilen Kittel zu, und nachdem sie ihre Hände in die quietschengen sterilen Gummihandschuhe gesteckt hat, postiert sie sich am Kopfende des Bettes von Herrn Koller, um besser an die Halsvene herankommen zu können. Wir beginnen routiniert mit der Arbeit. Ich reiße all die sterilen Packungen auf, das Desinfektions-Set, die Einzelteile des Filtrationskatheters und haufenweise sterile Tupfer. Als alles desinfiziert und mit sterilen Tüchern abgedeckt ist, fängt die Eule an zu punktieren. Ich gucke zu und denke gerade, dass das nicht so einfach aussieht, da flucht die Eule schon leise in den Mundschutz. «Das kann echt nicht wahr sein!» Sie bohrt in der Haut des Patienten herum. «Der hat vielleicht dicke Haut! Wie Leder! Ich komm da gar nicht durch!» Sie zieht die riesige Nadel wieder heraus und drückt genervt einen Tupfer auf die blutende Stelle, atmet tief durch und startet beharrlich einen weiteren Versuch, als nach ein paar Minuten konzentrierten Stechens, Bohrens und leisen Fluchens plötzlich das erlösende «Ha! Treffer versenkt!» ertönt. Der Katheter wird angenäht, ein Pflaster auf die Einstichstelle geklebt. Jetzt kommt mein Auftritt.

Ich habe mir das Gerät mitsamt dem Zubehör schon im Flur am Arbeitsplatz parat gestellt, stecke den Netzstecker in die Steckdose und schalte das Gerät ein. Die «Niere» startet ihren «Self-Check», es klackt, es piept, auf den verschiedenen Displays tauchen Zahlencodes auf, es piept, die Codes verschwinden, fein, alles korrekt. Eine Fülle etwa fingerdicker Schläuche müssen nun in die zahlreichen Rollerpumpen eingelegt werden, die Messfühler für die Druckmessungen an den einzelnen Schlauchsegmenten angebracht und alles durchgespült werden. Ich frage die Eule, wie viel wir bis zum nächsten Morgen herausfiltern sollen, und suche währenddessen schon den Taschenrechner. Man hat mich in der Schule Polynomdivisionen und Integralrechnungen rechnen lassen, an eine Lektion «Kopfrechnen im Ernstfall» hingegen kann ich mich nicht erinnern. An eine gelungene Polynomdivision allerdings auch nicht.

Die Menge, die die Eule angeordnet hat, ist hoch. Aber auch die Laborwerte sind hanebüchen hoch, da wird die Kiste richtig ranklotzen, viel spülen und filtern müssen – und wenn man das Gerät einigermaßen kennt, ahnt man, dass es richtig ungemütlich werden kann.

Im Patientenzimmer mache ich die «Niere» startklar, erneutes Geklacker, Gepiepe, Zahlencodes, und nun kann es losgehen. Ich verbinde die Filterschläuche mit den beiden Enden des Katheters, stelle alle Raten ein, drücke auf «Start», sodass das Blut von Herrn Koller per Rollerpumpe in den Filter gezogen wird – und schon piept es. Die Kiste bleibt stehen. Genauso habe ich mir das vorgestellt. Aber warum geht es nicht? Ich verstehe überhaupt nicht, was das soll. Ich habe den Katheter vorher geprüft, es ließ sich mühelos mit der Spritze Blut anziehen und Kochsalz durchspülen – was soll das hier?! Ich starte das Gerät noch einmal, stelle alles ganz langsam ein, um mich ein bisschen bei der «Niere» einzuschleimen, und widerspenstig fängt die Zicke an, ihre Pumpen zu drehen, regelrecht genervt wirkt sie, fehlt nur noch, dass sie seufzt.

Wenn hier eine einen Grund zum Seufzen hat, dann bin das ja wohl ich!

Das Blut von Herrn Koller fließt nun zwar da hin, wohin es soll, trotzdem bleibe ich argwöhnisch, weil ich dem Frieden nicht traue. Tückisch, wie das alte Biest ist, läuft erst mal alles glatt. Mir an den Nerven zu zerren, spart sie sich für später auf. Ich verlasse halbwegs versöhnt das Zimmer, um eine ausreichende Menge Beutel an Spüllösung aus dem Lager zu organisieren. In einem Beutel sind fünf Liter, also fünf Kilo, und ich schaffe vier Beutel. Es ist ein fabelhafter Ausgleich für geschwänztes Training im Fitnessstudio und setzt nochmal einen ganz anderen Trainingsreiz. Überhaupt ist es in diesem Job von Vorteil, wenn man über eine gewisse körperliche Fitness verfügt. Ich glaube, wer im Lebenslauf unter Freizeitbeschäftigung Apnoe-Tauchen und Langstreckenlauf angibt, kommt automatisch in die engere Auswahl.

Als ich mit meinen zwanzig Kilo Spülflüssigkeit in Richtung Patientenzimmer schlingere, höre ich bereits das erneute Piepen der «Niere» – was hat sie denn jetzt schon wieder? Ich kann es auf den Tod nicht leiden, wenn sich Geräte wie störrische Diven verhalten, die drohen, einen Auftritt platzen zu lassen, weil kein Evian bereitgehalten wurde. Ächzend quetsche ich die vier schweren wabbeligen Wassersäcke auf die Ablagefläche und widme mich dem Gerät, das mir mitteilt, dass der Druck in einem der beiden Katheterzugänge zu hoch ist. Die Eule kommt herein. «Oh, oh», sagt sie nur. Leise zähle ich – 21, 22, 23 – und bin sofort auf hundertachtzig. Wir versuchen den Katheter auszutricksen, drehen hier ein bisschen, stoppen das ganze Gerät, tauschen die Anschlüsse aus und starten die Kiste erneut. Es piept, es nervt, die Niere bleibt stehen. Ich stehe knurrend davor und höre hinter mir das unterdrückte Gekicher der Eule, der das Schauspiel «Rumpelstilzchen und die Apparatemedizin» offensichtlich zu gefallen scheint. Sie kann es ja auch nicht ändern, und immerhin hat sie Mitleid mit mir.

Es gibt noch einen Hoffnungsschimmer. Ich hole den Giftzwerg zu Hilfe, die Gott sei Dank Dienst hat, denn der Giftzwerg verfügt über eine ganz eigenartige Begabung: Leise droht und beschimpft sie sich halsstarrig gebärdende Geräte, fummelt und dreht parallel an allen möglichen Knöpfen und Schaltern herum, alles mit System und mit Plan. Und sie schafft es, fast jede Funktionsstörung zu beheben. Es ist eine Mischung aus Wissen und Trickserei, und das scheint mir die einzige Lösung zu sein: Magie!

Der Giftzwerg kommt ins Zimmer gewirbelt, bereit für ihre Mission. «Na, was liegt vor?», grinst sie, und ich beschwere mich, dass die «Niere» hier grundlos ihren Dienst am Patienten verweigert. Der Giftzwerg grinst, dann guckt sie sich die Kiste genau an. «So, Prinzesschen», startet sie ihren Auftritt als Geräteflüsterin, «dann gib mal dein Geheimnis preis.» Sie guckt hier, dreht da, drückt auf den Startknopf, die Pumpen drehen sich langsam, und als ich ihr gerade jubelnd um den Hals fallen will, piept es wieder, und alles steht still. Der Giftzwerg guckt pikiert; sie ist es nicht gewohnt, dass die Geräte trotz Ermahnung nicht laufen.

Wie wir es drehen und wenden, nach mehrmaligen Versuchen, die «Niere» in Gang zu bringen, müssen wir uns geschlagen geben. Ich baue den ganzen Kram ab, um ihn wegzuschmeißen und alles neu zusammenzubasteln. Unbegrenzt Zeit dafür habe ich allerdings nicht, denn ich muss Herrn Koller noch pflegen, den riesigen Verband an seinem Bauch wechseln, und die Bohnenstange erwartet mich in einer halben Stunde zur Assistenz bei einer Bauchlagerung.

Mir stinkt der Gedanke, den ganzen Nachmittag mit störrischen Hämofiltern herumzuhühnern, erst recht, wenn ich keinen klaren Grund für diese Funktionsstörungen erkennen kann. Ich baue das Gerät wieder ab, spüle den Katheter durch, decke Herrn Koller gut zu und schiebe die Kiste zum Abwracken aus dem Zimmer. Wenn es dafür jedes Mal eine Prämie gäbe, könnte ich endlich mal nach Hawaii fliegen.

Ich schiebe das Gerät mit Schwung in die Spüle, in der eine große blaue Einwegtonne steht. Auf dem Deckel befindet sich ein Aufkleber mit dem Hinweis, dass in dieser Tonne auch «Körperteile und Organe» entsorgt werden können, und ich gebe meine umfangreichen Zutaten der «Niere» hinzu.

Dann fange ich von vorne an. Das Ganze ist zeitraubend und monoton, denn es ist immer dasselbe: Erst läuft alles, und dann piept es. Schließlich läuft nichts mehr, und ich muss wieder von vorne anfangen. Während die neu zusammengewurstelte Kiste durchgespült wird, suche ich mir das Material für den Verbandwechsel zusammen. Es lenkt mich von der dunklen Ahnung ab, dass es gleich wieder irgendwelche Mätzchen gibt.

Dabei kann ich eigentlich noch dankbar sein, denn die «Niere» hat noch ganz andere Sachen auf Lager. Vor einiger Zeit fiel mir ein ungefähr fußballgroßer dunkler Fleck an der Decke eines Patientenzimmers auf. Ich fragte die Bohnenstange, wie der Fleck dorthin gekommen sei.

«Ja, dem Giftzwerg ist die Niere um die Ohren geflogen!»

Plötzlich, ohne Vorwarnung, muss die gesamte Filterkartusche mit geronnenem Blut verstopft gewesen sein. Die «Niere» gab natürlich sofort laut Alarm, der Giftzwerg blickte ratlos auf das Display und sah, dass der Druck enorm hoch war. Im nächsten Augenblick hatte sich schon geräuschvoll knackend die Plastikummantelung der Kartusche zerlegt, das Blut spritzte in alle Richtungen, an die Decke, auf den Boden, auf die Geräte, den Patienten – und auf den Giftzwerg. Es muss das absolute Inferno gewesen sein und schier ewig gedauert haben, bis alles wieder aufgewischt war. Noch Tage später entdeckten die Kollegen Spritzer am Fensterrahmen, an irgendwelchen Apparaturen und in den hintersten Zimmerecken. Der Giftzwerg sah aus wie nach einer Saalschlacht und verschwand für eine halbe Stunde in der Dusche.

Zähneknirschend fahre ich den Hämofilter in das Zimmer zurück, schließe alles erneut an – und auf das Anschließen folgt ein problemloser Start. Noch ungläubig, aber gut gelaunt flitze ich zur Bohnenstange ins Zimmer. «Da bin ich, wollen wir loslegen?» Mein Kollege steht vor dem Bett der Patientin und fährt sich gedankenverloren mit der Hand über die raspelkurzen Haare. Die Patientin hat ebenfalls einen Hämofilter, und sie soll gleich auf den Bauch gedreht werden. Das macht man bei einer schlechten Lungenfunktion, um Belüftung und Durchblutung wieder in Einklang zu bringen. «In Einklang bringen», eine Formulierung, die auch Bachblütendamen in grünen Samtkleidern gefällt … Das Problem besteht nun darin, die Frau auf den Bauch zu drehen, ohne sie dabei komplett in Schläuche und Kabel einzuwickeln. Vorsichtig beginnen wir, und zunächst scheint alles gutzugehen. Bis die «Niere» piept. «Oh nein, was jetzt?», schnauft die Bohnenstange genervt, aber das Problem ist offensichtlich, ein Schlauch ist abgeknickt. Als der Knick entfernt wird, ist die Misere überstanden. So einfach kann es sein. Ein schwacher Trost für mich, da es aus dem Zimmer von Herrn

Koller bereits wieder piept. Schäumend komme ich um die Ecke – die Kiste steht. Ich atme tief durch und versuche abermals herauszufinden, weshalb. Abgeknickt ist nichts. Echte Verzweiflung und Wut steigen in mir auf – man benutzt diese Geräte doch, damit sie einem Arbeit abnehmen!

Mein Blick fällt auf die Wiese vor der Klinik – Besucher sitzen auf Decken im Gras und trinken Kaffee, Kinder toben ausgelassen mit einem Ball um die großen alten Bäume. Auf dem Teich schwimmen Enten herum, malerisch wiegt sich Schilf im Wind. Aus dem Dickicht stakst ein Fischreiher hervor, auch ein Austernfischer lässt sich gelegentlich blicken. Ein Naturidyll; man möchte ins Schwärmen geraten. Jetzt bekommt die Natur auch mal etwas von mir zurück, es ist ein stetes Geben und Nehmen, und ich habe mir schon so oft vorgestellt, wie schön das wäre.

Ich ziehe den Netzstecker der «Niere» heraus und nehme das ganze Ding, mit Schläuchen, mit der Filterkartusche und den dicken Wassersäcken aus dem Patientenzimmer heraus, um das ahnungslose Opfer durch den langen Flur zu fahren, vorbei an den Arbeitsplätzen und den fragend guckenden Kollegen. Mit den Worten «Ich bin gleich wieder da!» geht es weiter bis zum Hinterausgang. Ab hier wird es etwas unwegsam, und ich muss gut aufpassen. Die Aktion ist nicht unbedingt ein Fahrvergnügen, aber Rache ist Blutwurst, also da muss ich jetzt durch. Das mit wildwachsenden Grasbüscheln durchzogene Kopfsteinpflaster macht die Fahrt zu einem ganz besonderen Erlebnis. Ich muss mich sehr konzentrieren, weil sonst die «Niere» wieder das Kommando übernimmt – und genau dafür will ich mich ja rächen. Wir geraten durch einen kleinen Kieselstein in eine beunruhigende Schieflage, und der ganze Krempel droht umzukippen. Mehr schlecht als recht rumple ich weiter bis zum Teich und erhöhe damit den Schwierigkeitsgrad: die Wiese. Mit seinem bemitleidenswert kleinen Fahrwerk droht das Filtrationsgerät im saftigen

Grün zu versinken; ich hinterlasse tiefe Furchen im Rasen und fange an zu schwitzen. Hinter mir höre ich Kollegen rufen: «Was machst du denn da?!» Sie gucken fragend, aber ich bin die Ruhe selbst, drehe mich kurz um und winke ab. «Ich komme gleich wieder!» Mit letzter Kraft schiebe ich das unselige Gerät durchs Schilf, ich rutsche und meine Schuhe sind schon bis zu den Fersen im Matsch versunken. Unter den interessierten Blicken der Menschen am Teich frage ich mich, wer zuerst fällt, die Maschine oder ich. Ich kann mich kaum noch auf den Beinen halten, lasse nur widerwillig die Kiste los – und dann ist es endlich so weit: Platschend fällt der Hämofilter in den Tümpel, die Enten flattern verschreckt auf, und aus den beiden Kinderwagen, die samt ihren Müttern neben der Bank am Teich stehen, hört man lautes Gebrüll. Eine Super-Inszenierung, sogar mit Klageweibern, großartig! Mit lautem Geblubber und Geglucker sinkt das Gerät immer tiefer in das Gewässer, und ich stehe am Ufer. Ein tief empfundenes Gefühl der Befriedigung und des Stolzes, es so weit geschafft zu haben, macht sich in mir breit, und als ich mir gerade eine Träne der Rührung aus dem Augenwinkel wische, stoppt der Absinkprozess jählings. Der Teich ist doch nicht so tief, wie ich angenommen hatte. Schwerfällig legt sich der Apparat auf die Seite, und etwa ein Viertel guckt mahnend aus der Wasseroberfläche heraus. Wenn das rauskommt! Aber woher soll ich wissen, dass es sich hierbei nur um einen miesen Tümpel handelt?

Hier endet regelmäßig der Traum von der großen Rache, und nur deshalb habe ich diese Aktion noch nicht durchgeführt: Weil ich nicht weiß, wie tief der Teich wirklich ist. Allerdings bin ich mir sicher, wenn meine Hemmschwelle – und auch die der anderen – niedriger und der Teich gesichert tief genug wäre, dann läge die ganze schöne Apparatemedizin darin, mitten in diesem Idyll aus Flora und Fauna, ungesehen, unentdeckt, aber den Wasserspiegel unmerklich steigen lassend.

Infusionspumpen lägen dort auf dem Grund, die einem mit piependem Signalton dreist ins Gesicht lügen und behaupten, in ihrer Leitung befände sich Luft – Primadonnen, die sich langweilen und nur unsere Aufmerksamkeit suchen, weil kein winziges Luftbläschen zu erkennen ist.

Dazu würde sich auch die eine oder andere Spritzenpumpe gesellen, die mitten im Betrieb stehenbleibt, bevorzugt bei Medikamenten, die bei jeder noch so kleinen Unterbrechung der Kontinuität einen veritablen Kreislaufzusammenbruch bei den Patienten hervorrufen. In Windeseile muss man ein Ersatzgerät heranschaffen, weil dieses Gerät partout nicht mehr mitspielen will. Das ist mehr als Gehirnjogging, das ist hartes Intervalltraining.

Die rumpelnde intraaortale Ballonpumpe, die manchmal behauptet, sie hätte einen Knick im Schlauch, gehört auch erträkt, denn auch sie bleibt dann einfach stehen. Und natürlich hat auch sie einen fürchterlich eindringlichen Alarmton, mit der sie auf diese Fehleinschätzung hinweist. Genauso wie Kollegin «Niere» hat sie kleine Rädchen, ist allerdings aufgrund ihrer geringen Größe wesentlich handlicher. Der Hämofilter ist somit die Königsdisziplin des Geräteversenkens, wenn man die Herz-Lungen-Maschine mal außen vor lässt. Aber die thront arrogant im Herz-OP. Ich werde die Kollegen beizeiten mal fragen, ob sie nicht mal beim Schiffeversenken mitspielen wollen.

Stets zu beklagen ist auch eine rätselhaft schlechte Ableitung des EKG: Von einer Sekunde auf die andere sieht man nicht mehr die EKG-Kurve auf dem Monitor, sondern ein völlig wirres Gezackel. Also probiert man sämtliche Ableitungsmöglichkeiten aus, und siehe da: dasselbe wirre Bildnis! Man guckt nach, ob sich die Klebeelektroden vom Oberkörper des Patienten abgelöst haben, und klebt vorsichtshalber nagelneue auf, obwohl die alten alle noch fest auf der Haut sitzen. Man entfernt den Kontaktstecker zum Monitor und fügt ihn wieder zusammen, und nicht immer hat man auch damit Glück.

Die Krönung aber ist der überraschende Totalausfall eines Monitors; dann ist der Bildschirm schwarz und der Zustand des Patienten unklar. Es dauert, bis der Monitor wieder angeht und sich durchgecheckt hat, und weil alle gestresst sind, kommt einem diese Minute vor wie eine halbe Ewigkeit.

Man könnte wohl die halbe Intensivstation in den Teich schmeißen, einschließlich der Telefone und der höhenverstellbaren Betten, deren Elektronik ab und an den Geist aufgibt und die Arbeit zusätzlich erschwert. Oder das kleine Kofferradio, das man für den Patienten organisiert hat, damit er die Bundesliga hören kann, und aus dem nichts anderes als die fauchenden Fürze atmosphärischer Störungen erklingen. In der Zeit, die man braucht, um den Sender zu finden, hätte man mindestens zwei Hämofilter aufbauen oder einen Patienten komplett waschen, pflegen und betten können. Erfindungsreichtum ist hier genauso angebracht wie geschulter Sachverstand, und als Antennenersatz für Radios dienen regelmäßig auseinandergebogene Büroklammern oder die Zinken einer Gabel. So bastelt man ganz nebenbei hübsche moderne Skulpturen zusammen – «intensive care contemporary» wäre ein Impuls für die nächste documenta.

Zumeist handelt es sich auf der Intensivstation um Geräte, deren höchst diffiziles Innenleben von einem Knäuel zusammengelöteter Software bestimmt wird und wo eine schnelle Reparatur nur von einem Medizintechniker durchgeführt werden kann, und der ist natürlich am Wochenende oder nachts nicht zugegen. Anders als bei einem platten Fahrradreifen, den man ertasten kann, weisen die Geräte auf eine Funktionsstörung in der Regel durch kryptisch wirkende Codes hin.

Auch die vermaledeite «Niere» hat einen solchen Code. Er

besteht aus einem Buchstaben und einer zweistelligen Zahl. Jetzt hole ich mir doch lieber mal das Handbuch hinzu. Professionalität zeichnet sich schließlich auch dadurch aus, dass man weiß, wo man nachgucken oder fragen kann. Ich schlage den Code nach und kann ihn nicht finden! Das ist der Gipfel. Ich blättere das Heft von vorne bis hinten durch, ich frage die Bohnenstange, doch auch er sucht vergeblich, ebenso bestätigt der Giftzwerg, dass es den Code nicht gibt. Meine leise Ahnung wird von ihr eindeutig untermauert. «Die ist wohl im Eimer!»

Ich bin Fachkrankenschwester für Intensivpflege, keine Medizintechnikerin mit abgeschlossenem Elektrotechnikstudium, und gebe mich geschlagen. Als ich gerade wieder alles abbaue, kommt die Eule ins Zimmer. «Oh, du Arme!», sagt sie, und das tut richtig gut. «Möchtest du einen Kaffee?», fragt sie dann, und das ist noch viel besser. Ich nicke, ja, ein Kaffee wäre prima, damit wenigstens ich pinkeln kann! Während die Eule mir in der Stationsküche einen Kaffee am intakten Automaten zieht, karre ich die «Niere» zur Organ-Tonne, um die blutigen Schläuche zu entsorgen, fahre sie anschließend in den Reparaturraum beim Medizintechniker und schreibe auf den Reparaturschein in der Spalte Fehlerursache «Angabe dubioser Gründe mittels im Handbuch unauffindbarer Codierung» und lasse das dämliche Gerät alleine.

Ich lenke mich von meinem Leid mit einem formidablen Verbandwechsel bei meinem Patienten ab, entferne mit Blut und seröser Flüssigkeit durchtränkte Mullschichten, die um die Drainagebeutel gewunden sind, ich lege einen richtig schönen und sauberen neuen Verband an, rasiere Herrn Koller sorgfältig und kämme seine Haare. Zu guter Letzt kommt die Bohnenstange mir zu Hilfe, und wir drehen und wenden den Mann und spannen ein neues und sauberes Bettlaken ein. Er duftet nach seinem After Shave. Und es tut mir leid, dass ich alles in einer solchen Hektik erledigen musste, nur weil ich den ganzen Tag Gerätewart spielen musste.

Als ich das Krankenzimmer verlasse, erwartet mich inmitten der Laborzettel und Kurvenblätter eine Tasse Kaffee. Und eine neue «Niere». Das Gerede über «Spülen» und «harnpflichtige Substanzen» drückt mir auf die Blase, aber erst baue ich das neue Gerät zusammen, denn ich bin fest entschlossen, mich nicht mehr aus der Ruhe bringen zu lassen. Pfeifend lege ich zum dritten Mal in dieser Schicht die Schläuche ein und bin total gespannt, wie es weitergeht. Als der Durchspülvorgang abgeschlossen ist, gondeln die neue «Niere» und ich einträchtig ins Patientenzimmer. Wird es diesmal klappen? Katheter überprüfen, Anschließen des Gerätes, alles eingeben und auf «Start» drücken – ich genieße jede einzelne Handlung, um die Enttäuschung umso intensiver erleben zu können. Die Rollerpumpen setzen sich geräuschlos in Betrieb, das Blut läuft aus dem Katheter in den Filter, aus dem Filter läuft das Filtrat, das Blut läuft in den Patienten zurück und die Kiste macht nicht einen Mucks. Sie läuft und läuft wie ein Uhrwerk. Der Blutdruck von Herrn Koller bleibt stabil; friedlich liegt er in seinem Bett im narkotischen Tiefschlaf. Ich setze mich auf einen Hocker und gucke mir mein Werk an: Apparatemedizin kann so herrlich sein! Es ist traumhaft, wenn die Geräte funktionieren und auf Monitoren Zahlen erscheinen, die einem den Krankheitsverlauf der Patienten eindeutig numerisch dokumentieren.

Als ich das Zimmer verlasse, um endlich meine volle Blase zu leeren, kommt mir auf dem Flur die Bohnenstange entgegen und schiebt grummelnd die «Niere» seiner Patientin über den Flur. «Filter dicht!»

Ich kann nichts dagegen tun: Mit einem Gefühl der Genugtuung gehe ich endlich pinkeln.

SCHWESTER!

■ Der Giftzwerg und ich sitzen im Pausenraum, packen unsere Brote aus und haben den Fernseher angemacht. Wie es sich für ein seichtes Vorabendprogramm gehört, wird eine Krankenhausserie geboten, und als ich gerade umschalten will, quakt der Giftzwerg mit vollem Mund: «Nee, lass das mal an, da können wir noch was bei lernen!» Ich ziehe skeptisch eine Augenbraue hoch – was will sie denn dabei lernen? Wir sehen zwei nett lächelnde Krankenschwestern, adrett, hygienisch und keimfrei in weiße Schwesternkleidchen gehüllt über einen Flur gehen, auf dem ihnen ein nett lächelnder und ebenso adretter Arzt entgegenkommt. «Guck mal, wie das da glänzt und wie sauber und glatt die Klamotten sind!», ereifert sich der Giftzwerg und klopft sich energisch Krümel und Sesam von ihrem zerknitterten Kittel. Das ist schon die erste Lektion: Alles ist blitzsauber. In Krankenhausserien ist es entweder perfekt aufgeräumt, oder es sieht aus wie im Schlachthof. Wie fast alle Menschen gucken wir uns diese Serie an, weil wir mit reichlich Klischees bedient werden wollen, wobei unser Blick darauf natürlich anders aussieht als der von interessierten Laien. Der Laie begnügt sich mit den gesundheitlichen Dramen, einer Prise Sex oder einem kleinen, plumpen Flirt, und meistens wird ihm ein Happy End geboten, das genauso bequem wie die Couch ist. Die Krankenschwester ist immer hübsch, lieb, umsichtig, hilfsbereit und dienstbeflissen – oder ein korpulenter, herrischer Drachen. Sie steht dem schnieken Stationsarzt, der gut aussehenden Stationsärztin und dem großkotzigen Oberarzt beziehungsweise der sich aufopfernden Oberärztin zur Seite, die ihr nicht vorhandenes

Privatleben in der Klinik verbringt und sich dafür von der Jung-
ärzteschaft belächeln oder dumm anbaggern lassen muss.
Manchmal verliert sie auch in den Armen genau dieser Heiß-
sporne die Fassung. Das Gesamtbild wird vom väterlich-jovia-
len Chefarzt abgerundet, der streng, aber fair ist und den güti-
gen König verkörpert. Und niemand hat zerknitterte Kittel an;
alle kommen sie frisch gebügelt daher.

Ich staune oft nicht schlecht, was mir und den schaulustigen
Fans trivialer Inszenierungen geboten wird. Nehmen wir beispielsweise einmal *Dr. House*: Der eigentliche Reiz dieser Serie
liegt für mich darin, neben der ausgesprochenen Fiesheit dieses
Mannes, mit überaus seltenen Erkrankungen konfrontiert zu
werden. Für erfahrene Mediziner und Krankenschwestern und
-pfleger ist es eine interessante Möglichkeit, von gewohnten
Denkpfaden abzubiegen und einmal ganz experimentell über
den morastigen Diagnose-Acker zu rumpeln, um auf diesen
Umwegen zu ganz neuen Ergebnissen zu kommen. Infolgedes-
sen sind mittlerweile sogar einige Universitäten dazu übergegan-
gen, den Studierenden anhand einiger *Dr.-House*-Folgen die Tücken der Differentialdiagnostik näherzubringen. Allerdings sind
die Referenten in der Regel wohl wesentlich besserer Stimmung.
Fast alle treten irgendwann auf der Stelle und staunen Bauklöt-
ze, wenn sich im Verlauf der Vorlesung herausstellt, dass die
Patientin mit den epileptischen Anfällen keinen Tumor hat,
sondern einen simplen Schweinebandwurm im Gehirn, dem
man ganz einfach mit einem Entwurmungsmittel den Garaus
machen kann. Es ist insofern sehr bedauerlich, dass der Giftzwerg und ich nur das adrette Vorabendprogramm genießen
können, denn die wirklich interessanten Dinge kommen erst
nach zweiundzwanzig Uhr. Und da liegt hin und wieder zumindest der Giftzwerg bereits im Bett und schläft.

Und ich kann mich nicht an Würmer in irgendwelchen Köpfen erinnern, obwohl ich bei manchen Menschen ziemlich sicher bin, dass sie welche anstelle des Gehirns haben. Woran ich mich aber erinnere, ist eine Patientin, der im Hochsommer plötzlich Maden aus dem linken Nasenloch krochen. Kurz dachte ich noch: «Wo kommt denn der Reis her?», und dann bewegte sich der Reis.

Dr. House ist chronisch schlecht gelaunt, misstrauisch und zynisch, seine Vorgehensweisen sind entweder dreist, halsbrecherisch oder beides. Dank seiner Ideen, Kenntnisse, einer gewissen Hemmungslosigkeit und Bockbeinigkeit in der Behandlungsmethodik erweisen sich seine gewagten Diagnosen oft als richtig. Er setzt stur die eine Behandlungsform durch, von der der Patient kurzzeitig profitiert, bis es zu einer dramatischen Krise kommt. Dieses Spektakel kennen der Giftzwerg und ich gar zu gut aus unserem Berufsalltag, allerdings bleiben die Krisen eher aus, weil sich der Zustand eines Patienten plötzlich ganz einfach erklären lässt. Hochnäsig wird dann vorerst von oberärztlicher Seite versucht, in eine Richtung zu therapieren, und später kommen der Vollbart oder Frau Anzug und schlagen die Hände über dem Kopf zusammen.

Der Giftzwerg hatte einmal eine alte Frau von der Normalstation übernommen, die seit einer Stunde «so komisch» und nicht ansprechbar sei. Der «Arbeitstitel» lautete Schlaganfall, die Kollegen in der Computertomografie seien schon informiert. Der Giftzwerg bereitete alles für den Transport vor und kontrollierte dann einfach mal den Blutzucker. Und der war mit 30 mg/dl viel zu niedrig, der Normwert liegt bei 80–120 mg/dl. Vermutlich hatte die Patientin ihre Diabetes-Tabletten bekommen und niemand registrierte, dass sie aber nichts gegessen hatte. Daraufhin sagte der Vollbart die Computertomografie ab, infundierte der alten Frau Glukose, und nach etwa einer halben Stunde war sie wieder ansprechbar und auch gar nicht mehr «komisch». Sie hätte sogar verlegt werden können, aber der Giftzwerg war der Ansicht, dass man die Dame nicht einfach nach Belieben mal hier-, mal dahin legen könne und so womöglich einen veritablen Verwirrtheitszustand auslöst. Und so konnte die Patientin nach der ganzen Aufregung erst einmal in Ruhe schlafen.

Die dramatischen Zuspitzungen bei einer Serie vom Schlage *Dr. House* sind mit Sicherheit gut für die Einschaltquote. In der Realität finden in einer deutschen Durchschnittsklinik der Gemeine Waschbärenspulwurm oder eine Intoxikation mit tückischen Giften, mit denen Ehefrauen ihren entsetzlichen Ehemännern nach dem Leben trachten, eher keinen Platz.

Hierzulande bekomme ich dafür als wahrer Klinik-Profi und Kennerin der Materie zum Beispiel die Folgen einer grottenschlechten Beratung der Regie geboten. Oft sind die Serien stümperhaft recherchiert und strotzen nur so vor Schönheitsfehlern. Nehmen wir zum Beispiel eine Reanimationssituation in einer deutschen Serie – ich glaube, es war *Der Bergdoktor*. Auf dem Monitor sieht man eine aalglatte Nulllinie, wie mit dem Lineal gezogen. «Er hat eine Asystolie!», schreit die Krankenschwester, und sofort ist ein Arzt da, toll – aber das Tempo? Der Arzt ist so schnell da, als habe er im Schrank bereits auf seinen Einsatz gewartet! Das ist schon einmal völlig absurd. Die Krankenschwester macht erst einmal nichts, sie erholt sich von der Schreierei. In manchen Serien ist sie dann auch einfach weg. Es ist in solchen Situation tatsächlich erforderlich, sich durch Schreien oder Rufen bemerkbar zu machen. Der Schreck fährt einem schon recht ordentlich in die Glieder; ich will das auch nicht alleine machen müssen und so schnell als möglich meine

Kollegen dabei haben. Ich erschrecke mich immer noch, wenn ich auf dem Monitor ein EKG sehe, bei dem mich mein Gehirn anbrüllt: «Kammerflimmern! Los! Tu was!» Also fange ich in der Zwischenzeit mit der Herzdruckmassage an, bis die ersten Helfer eintrudeln, und stehe nicht mit weit geöffneten Augen hyperventilierend im Zimmer herum und warte auf den Gott in Weiß!

Doch weiter im Film: Der Arzt tritt nun also ans Bett heran und beginnt mit der Herzdruckmassage – und auf dem Monitor sieht man weiterhin die Nulllinie. Die Regie hat verkannt, dass man die Herzdruckmassage auf dem Monitor sehr wohl sehen kann – natürlich nicht als schönes EKG, aber man sieht es deutlich. Aber gut, ich will nicht kleinlich sein. Ich frage mich jedoch, ob der Arzt wirklich ohne Unterbrechung an die zehn Minuten auf dem Brustkorb herumdrücken kann, ohne ein entsetzliches Brennen im Trizeps zu bemerken. Und wer holt eigentlich Hilfe, um den Patienten zu intubieren und danach auf die Intensivstation zu verfrachten? Warum kriegt dieser arme Mensch keinen Sauerstoff? Und zu guter Letzt: Was meint der Arzt konkret mit der Aussage «Schwester, ziehen Sie sofort ein kreislaufstabilisierendes Medikament auf!»?

Ich käme in arge Bedrängnis, wenn man mir so etwas zurufen würde, denn «kreislaufstabilisierende Medikamente» gibt es in rauen Mengen und in zig Dosierungen.

In der Regel kommen die Kollegen angerannt und bringen den Notfallwagen mit, ein etwas unhandliches und schweres Gefährt, auf dessen Abstellfläche Notfallmedikamente parat stehen und in dessen Schubladen sich Beatmungstuben in verschiedenen Größen, Laryngoskope, Spritzen und derlei mehr befinden, um vor Ort alles griffbereit zu haben und nicht allzu viel Zeit mit Gerenne aus dem Zimmer zu verplempern. Die Regel besagt auch, dass man mit dem Wagen erst mal in diverse Türrahmen rast, die Wand entlangschleift oder aus Versehen den kleinen Giftzwerg umfährt. Nachdem all diese Unwegsamkeiten umschifft worden sind, sucht man einen Platz, um ihn dann strategisch günstig stehen zu lassen. Warum ausgerechnet jetzt beweisen, dass man sehr wohl einparken kann?

Die wirkliche Herausforderung besteht darin, mit den verschiedenen Körpergrößen der Kollegen zurechtzukommen – wenn die kleineren Kollegen kommen, sollte man das Bett so tief wie möglich hinunterfahren, damit sie auch an den Patienten herankönnen. Aber da man sich bei der Herzdruckmassage alle naselang abwechseln muss, müssen sich «die Kleinen» auf die Matratze knien, und das wird etwas schwierig, wenn der Patient von ausladenderer Statur ist. Ein Zimmer, in dem ein Mensch reanimiert wurde, sieht – je nach Aufwand – ziemlich unordentlich aus: Verpackungen von Spritzen, kaputtgetretene Ampullen, die unter der Schuhsohle herumknirschen, Pflasterreste, die unter den Schuhsohlen kleben, und Spritzer von Medikamenten, Desinfektionsmitteln, Blut, die eine oder andere Kanüle, die in der Hektik neben den Abwurfbehälter geworfen wurde, und vielerlei mehr. Es ist definitiv nicht sauber; auch da sind die Regisseure schlecht beraten worden.

In den Serien wird vorrangig mit Begrifflichkeiten gearbeitet, die der normale Bürger versteht, denn unter «kreislaufstabilisierenden Medikamenten» kann man sich vorstellen, was man von diesem Präparat erwarten kann. Genauso verhält es sich mit meinem Lieblingsbegriff: dem künstlichen Koma. Ob in der Zeitung oder in den Nachrichten, immer ist vom künstlichen Koma die Rede, was als dramaturgisches Element natürlich noch eine Extraportion Bestürzung garantiert. In der Tat ist ein Koma sehr bestürzend, denn es bedeutet eine empfindliche Störung oder gar den Ausfall der Großhirnrindenfunktion, und dafür gibt es viele Ursachen. Wir reden von einer «Narkose» und nicht vom «Koma», denn wenn ein Mensch nach einer Narkose ins Koma fällt, ist etwas deutlich schiefgegangen.

Das künstliche Koma ist jedoch fester Bestandteil der Serien. Ein Patient muss intubiert und beatmet werden, und vorher steht das Ärzteteam vor dem Bett des Patienten und entscheidet: «Wir müssen ihn in ein künstliches Koma legen.»

Die Angehörigen unserer Patienten fragen regelmäßig nach dem «künstlichen Koma», denn sie bekommen es ständig in der Presse oder im Fernsehen serviert und haben oft das diffuse Gefühl, dass «Koma» nicht ganz passend sein könnte.

«Wacht er denn aus dem künstlichen Koma irgendwann wieder auf?», fragt mich eine verängstigte Ehefrau, und es kostet eine Menge Zeit und Überzeugungskraft, die verzweifelte Frau zu beruhigen, dass ihr Ehemann nicht im Koma liege, sondern eine Narkose bekommt, die wir dergestalt steuern können, dass er zum passenden Zeitpunkt wieder aufwacht, wenn alles gutgeht.

Wo bei *Dr. House* mit eher unkonventioneller Methodik die Therapieentscheidung herbeigeführt wird, ist man bei den deutschen Serien noch bei der althergebrachten Praxis und zumindest meistens gesetzestreu, denn auf das bewährte Eindringen in Patientenwohnungen, wie es bei *Dr. House* praktiziert wird, wird hier verzichtet. Der unbescholtene Bürger möchte sein Privateigentum durchaus gesichert wissen und, bei allem Vertrauensvorschuss, die Ärzte nicht ungebeten zur Keimsanierung oder Giftstofferforschung in seiner Schrankwand zu Gast haben.

Anders verhält es sich bei der Krankenschwester. Schwester Stefanie war beispiellos in ihrer altruistischen Haltung und hatte laut Drehbuch gar kein Problem damit, nach Dienstschluss noch in den Häusern oder Wohnungen ihrer Patienten nach dem Rechten zu sehen, die Blumen zu gießen und das eine oder andere Haustier zu versorgen. Auch ich bin tatsächlich mal von einer älteren Dame gefragt worden, ob das eigentlich wahr wäre, dass wir uns auch bei den Patienten zu Hause um alles kümmerten, sie hätte das bei *Schwester Stefanie* gesehen und wäre etwas erstaunt gewesen. Immerhin hat sie gestaunt!

Mir gefällt die Idee irgendwie, nach der Arbeit noch die Behausungen der Patienten abzuklappern und sich im Umfeld ein bisschen einzumischen. Wobei ich als Radfahrerin dankbar wäre, wenn man mich nach dem Spätdienst nicht zwanzig Kilometer in den Landkreis schicken würde, sondern von mir aus an die Stadtgrenze. Man könnte beispielsweise die Tiefkühltruhe abtauen und uraltes Gefriergut dem Müll zuführen, bevor sich jemand nach der Krankenhausentlassung eine Lebensmittelvergiftung zuzieht. Wer weiß, ob da nicht noch gewildertes Wild aufzufinden ist, das der Nachbar mit seiner Schützenvereinsknarre im Wald abgeballert hat. Vor den ersten Herbststürmen könnte man nachgucken, ob die Dachziegel alle noch fest sitzen, wenn man nun schon mal da ist, und einen Grundstein für eine sinnvolle Gesundheitserziehung legen, indem man gegebenenfalls die eine oder andere Behörde informiert. In der Krankenpflege ist es sinnvoll, ein Allrounder zu sein; hier warten eine weitere Menge anspruchsvoller Aufgaben.

Schwester Stefanie ist ein Tausendsassa: Noch vor wenigen Minuten mit gramzerfurchter Stirn auf der Intensivstation, befindet sich die Protagonistin plötzlich im Klinik-Café und trinkt dort schnell einen Kaffee mit einem gut aussehenden und bestens gelaunten Oberarzt – das allein ist schon mal völlig unrealistisch. Oberärzte oder Oberärztinnen bekommen die Stelle nicht, weil sie ein Casting («Wenn du aussiehst wie Sascha Hehn und wirklich etwas auf dem Kasten hast, dann ist das deine Chance!») gewonnen haben, sondern weil sie über Fachwissen verfügen, engagiert sind oder ganz einfach effizient herumgeschleimt und so lange schicksalsergeben mit dem Kopf genickt haben, bis es endlich geklappt hat. Spätestens nach all diesen Anstrengungen hat es sich dann auch mit der guten Laune erledigt.

Nach dem Kaffee huscht Schwester Stefanie gleich weiter; der Tag ist kurz und sie wird gebraucht. Einmal durch die ganze Klinik, es ist faszinierend, wie diese Frau das schafft, ohne schlechte Laune zu bekommen!

In der Krankenpflege-Szene ist Schwester Stefanie daher eine absolute Persona non grata, eine verräterische Witzfigur, und daran hat sich auch nichts geändert, als «Super-Steffi» irgendwann als Ärztin wieder in die Serie zurückkehrte. Beiläufig hat sie ein komplettes Medizinstudium abgeschlossen und bewegt sich seither im Ärztekollegium, als hätte sie nie etwas anderes getan. Damit war der Zug vollends abgefahren – allein schon durch die Aussage, dass eine Krankenschwester ihre Karriere lediglich mit einem Medizinstudium toppen kann und sonst mit gar nichts.

Gerade kürzlich kam der Star völlig empört aus einem Zimmer, nachdem sie der Patient gefragt hat: «Und? Was wollen Sie denn mal werden?»

Der Star war etwas perplex und antwortete: «Ich bin Krankenschwester.»

«Aaaach, Krankenschwester, das ist doch kein richtiger Beruf! Warum studieren Sie nicht Medizin?», befand der Herr etwas abfällig.

«Passen Sie mal auf», wurde der Star wütend, «ich habe eine fünfjährige Ausbildung absolviert, und Sie wollen mir erzählen, dass das kein richtiger Beruf ist?»

So stellt man sich hier im Stiefmütterchenland wohl die Krankenschwester vor: nett, adrett, ohne Arg und ohne Gewerkschaftsausweis, überall einsetzbar, motiviert bis zum Gehtnichtmehr, aber immer auch ein bisschen doof und eher herzensgut als erfahren und fachkompetent.

Grundsätzlich scheint es für die Krankenschwester lediglich drei Typisierungen zu geben: der fiese, stets übellaunige Drachen, die liebe, artige und hilfsbereite gute Fee oder die finstere Mörderin. Als ich vor etlichen Jahren kundtat, eine Krankenpflegeausbildung zu absolvieren, waren die beiden dümmsten Kommentare: «Na ja, du bist ja auch echt lieb!» und «Das hast du doch nicht nötig!» Daraus lässt sich zum einen schließen, dass eine Krankenschwester einfach nur «lieb» sein muss und sich der Rest dann von alleine erledigt, und zum anderen, dass die Krankenpflege ein widerlicher und ekelerregender Job ist, den im Grunde jeder machen kann, wenn nur ausreichend Ärzte vor Ort sind, die sagen, wo der Hase langläuft. In der Realität sieht es jedoch so aus, dass die meisten Ärzte keinen blassen Schimmer von der pflegerischen Arbeit haben. Dafür kommen sie in den Serien besser weg.

Der eine oder andere Spaßvogel scheint zudem zu glauben, dass das, was die «lasziven Krankenschwestern» im Pay-TV treiben, auch zu unserem alltäglichen Repertoire gehört und wir es nur besser verstecken, weil unsere Dienstbekleidung nicht aus eng anliegenden Latex-Minikleidchen besteht.

Ich war eines Morgens schon auf der Hut, als uns ein Mittfünfziger mit schuppigem Haarkranz und Streifenpolizisten-Schnauzbart mit einem öligen «Ooh, guten Morgen, die Damen, das ist ja reizend, dass Sie mich besuchen kommen!» begrüßte.

Besuchen? Nein. Frau Anzug und ich mussten einen Druckverband an der Leiste des Patienten anlegen, damit die Punktionsstelle des Herzkatheters vom Vortag nicht nachblutet. Der Mann zog auch gleich bereitwillig sein Hemd bis zum Hals hoch und setzte ein schleimiges Grinsen auf. «Nur zu, die Damen!» Frau Anzug und ich guckten möglichst ausdruckslos und legten los: Verband einmal um die Hüfte, dann um den Oberschenkel. Um seine Hoden nicht in dem Verband einzuklemmen, musste ich die auch noch anfassen ... Wir zogen den Verband anständig fest, und der schuppige Schnauzbart grinste mich an: «Sie sind wohl auch so eine Schmerz-Erotikerin, was?»

Frau Anzug stockte hörbar der Atem. Ich weiß nicht, warum ich so cool geblieben bin – vielleicht lag es daran, dass es noch so früh war –, aber ich erwiderte: «Wissen Sie, es interessiert mich überhaupt nicht, wie Sie Ihre sexuellen Defizite ausleben» und zog den Verband straff. Dann klebten wir das Ende der elastischen Binde mit zwei breiten Pflasterstreifen fest und gingen aus dem Zimmer. Draußen auf dem Flur fing Frau Anzug schallend an zu lachen. Der Mann sprach den Rest des Dienstes nicht mehr mit mir. Wie schön, wenn es den Menschen so zügig wieder besser geht: Tags zuvor hatte er noch einen Herzinfarkt, und einen Tag später war er wieder ganz der alte Porno-Bock.

Eigentlich ist die einzige Serie, bei der ich hin und wieder auch nach dem x-ten Werbeblock bei der Stange bleibe, *Emergency Room*. Obwohl mir die anfängliche Euphorie ob des Hauptdarstellers George Clooney rätselhaft erschien, habe ich den Eindruck, dass hier noch Wert auf einigermaßen nachvollziehbare Handlungen und lebensnahe Darstellungen gelegt wird. Auch wenn es etwas sehr übertrieben anmutet, wie eine Ärztin ohne Mundschutz, aber immerhin mit Gummihandschuhen im offenen Brustkorb eines jungen Mannes herumfuhrwerkt, um die Herzdruckmassage direkt am Organ durchzuführen. Die in den Saal gebrüllten Dosierungen einzelner Medikamente sind realistisch und adäquat, es wird gar der Name des Präparates genannt, die Hektik ist nachvollziehbar und auch das Sterben kommt nicht zu kurz. Und: Hier sterben die Männer und Frauen nicht nach einem wie auch immer gearteten Zwischenfall nach irgendeiner Bagatelloperation, sondern an Schussverletzungen, an den Folgen von Verwahrlosung und Vereinsamung, an nicht zu durchbrechenden asthmatischen Anfällen oder unstillbaren Blutungen aus Bauchaorta, Magen oder im Gehirn. Und: Hier gibt es «Narkosen» und kein «künstliches Koma».

Man kann sich bei Bier und Kartoffelchips in Ruhe zurücklehnen und finden, dass die Gabe von Epinephrin in diesem Falle eine wirklich gute Überlegung ist. Oder dass es ganz schön traurig ist, dass die arme alte Frau, von ihrer Familie verlassen, im Bett liegt und stirbt – und sich aus dem herumflitzenden Personal doch noch jemand findet, der sich zu ihr setzt und ihr die Hand bis zum letzten Atemzug hält. Natürlich gibt es auch hier unglückliche Verquickungen, Liebe, die erwidert oder verschmäht wird, großes Glück, dann große Resignation, Kinder, Hochzeiten, das alltägliche Leben, was man nach all dem Wahnsinn noch versucht zu erhalten. *Emergency Room* ist trotzdem am dichtesten am Puls der Notfallversorgung.

Immer wieder erstaunlich ist jedoch die Tatsache, dass in jeder Serie, von der prähistorischen *Schwarzwaldklinik* bis hin zu *Emergency Room*, so gut wie komplett auf die Händedesinfektion verzichtet wird. Ab und zu sieht man zwar, wie sich die Chirurgen sorgfältig nach gestrengem Standard die Hände waschen, bevor sie an den gedeckten Tisch treten. Das bekommt der interessierte Zuschauer dann und wann gezeigt, damit er weiß: «Aha, hier wird gründlich gearbeitet, die Bakterien haben nicht den leisesten Hauch einer Chance!» Aber die regelmäßige Händedesinfektion vor dem Betreten des Zimmers, vor und nach dem Patientenkontakt oder beim Verlassen des Zimmers wird viel zu selten in Szene gesetzt. Im Grunde eigentlich gar nicht. Diese Angelegenheit verunsichert den einen oder anderen Bürger mit Sicherheit nicht ganz zu Unrecht, vor allen Dingen, wenn er zuvor in den Nachrichten über die dramatische Zunahme resistenter Keime oder den sprunghaften Anstieg der Schweinegrippe-Infektionen informiert worden ist.

Eine weitere Bereicherung aus dem Segment «Krankenhaus-Serie» stellt die sogenannte Dokumentation dar. Eine geradezu beispiellose Zeiterscheinung war *Notruf* mit Hans Meiser.

Einfach toll: Menschen, die sich bei der Arbeit am Haus durch unsachgemäßen Umgang mit Kreissägen Finger abgetrennt, mit der Motorsäge versehentlich ins Schienbein geschnitten, in der Freizeit mit dem Gleitschirm an eine Felswand geprallt sind oder eine Biene verschluckt haben, erzählen später, wie das gewesen ist, als der Rettungssanitäter die abgesägten Finger in einen Eisbeutel gelegt hat. Die ganze Szenerie wird nachgestellt, panisch rennen Ehefrauen oder -männer durch Vorgärten, aus denen sie die Nachbarn anschreien – «Manfred, ruf ma schnell dä Krankewage, dä Kurt hätt sisch mit dä Motorsääsch ins Bein geschnidde!» – die Terrasse ist mit Blut bespritzt, hektisch saust das Meerschweinchen durch das Gehege, Tiere merken das ja, wenn jemand in Gefahr ist, und der Kurt liegt bleich, stöhnend und bestreut mit Sägespänen blutend im Halbschatten und wartet auf die Rettung. Vor laufender Kamera zeigen die Retter die sach- und fachgerechte Erstversorgung des Verletzten, und dann geht es schleunigst ab in die Klinik zur Notoperation.

Es gibt mittlerweile viele schöne Dokumentationen, die fast die gesamte fachliche Bandbreite abdecken, zum Beispiel über einen Kindernotarzt, der Kindern mit Fieberkrämpfen Zäpfchen in den Po steckt, oder Frauen, die es zur Geburt nicht pünktlich in die Klinik schaffen werden, mit dem Neugeborenen eben dort hinbringen. Was haben wir denn noch? Ach ja, die Rettungssanitäter auf dem Oktoberfest, die den lieben langen Tag schwerstbetrunkene und kotzende Hanswürste in Zelte legen müssen. Und dann noch die Notärztin, die die ganze Nacht auf Achse ist, vom Altenpflegeheim über eine Klopperei vor einer Disco und von da aus zu einem alten Mann mit Schlaganfall und – Betrunkene, Betrunkene und nochmals Betrunkene. Gern ist man auch einmal in einer Ambulanz zu Gast, in der all diese Unglückswürmer zur Erstversorgung eintreffen. Stets sieht man im Hintergrund schemenhaft das Pflegepersonal um den Behandlungstisch und durch den Raum sausen, ein Arzt oder eine Ärztin macht irgendwas, man hört den Alarm des Beatmungsgerätes – hier erkennt der Profi sogleich das Fabrikat – und aus dem Nachbarraum wird die Geräuschkulisse einer randalierenden Bierleiche geboten, die soeben wieder auferstanden ist. Poltern, Gegröle, Gelalle, und dann erscheint eine total zerhauene Fresse vor der Kamera: «Woisnmeinefreudnhä?»

Das ist in der Tat sehr authentisch und bietet den Zuschauern am heimischen Herd einen ganz besonderen Grusel, den sie irgendwann mit dem beliebten «Also, ich könnte das nicht!» kommentieren werden.

Manchmal frage ich mich, ob die Zeit nicht doch reif wäre für ein neues Format in diesem unüberschaubaren Dokutainment-Dschungel. Es fehlt mir eine Art ernst zu nehmendes «Diagnostik und Therapie live» für den mündigen Bürger, der ja an sich schon eine ganze Menge weiß. Gut, bei der Ersten Hilfe gibt es sicher noch die eine oder andere Lücke. Wie soll das auch sitzen, etwa zwanzig Jahre nach der Führerscheinprüfung? Aber den einen oder anderen unentbehrlichen Rat kann der Bürger einem schon noch geben.

Vor einiger Zeit brach direkt vor meiner Nase ein sichtlich angetrunkener Obdachloser zusammen. Er stürzte mit einem lehrbuchmäßigen Krampfanfall auf den Gehsteig vor einem Döner-Imbiss und blieb zuckend auf dem Rücken liegen. Sofort kam der Besitzer aus dem Laden gerannt und reichte mir ein zusammengerolltes Tischtuch heraus. «Hier, leg ihm das unter den Kopf, ist doch hart, der Steinboden» und rief per Handy den Krankenwagen. Damit sich der Mann während des Krampfanfalls nicht auf die Zunge biss, stopfte ich ihm etwas ungelenk den Kragen seiner Jacke zwischen die Zähne, weil ich nichts anderes da hatte. Nach wenigen Minuten entspannte sich sein krampfender Körper, und ich tastete etwas hektisch nach seinem Puls – die Vorstellung, bei einem Betrunkenen eine Atemspende durchzuführen, machte mich nervös. Der Puls war tastbar und der Mann atmete, aber er war leider nicht ansprechbar, also beschloss ich ihn in die stabile Seitenlage zu bringen. Mittlerweile hatten sich etliche Schaulustige eingefunden, die allesamt vom Einkaufen kamen – ich kniete vor dem Mann und sah auf eine Reihe Einkaufstaschen, aus denen jeweils eine Stange Porree herausragte.

«Hat denn schon jemand einen Krankenwagen gerufen?»

«Was hat der denn?»

«Der ist besoffen, das sieht man doch!»

«Einer von den Pennern hier.»

Ich fing an, den Mann zu drehen, und das war nicht eben leicht, weil er ja nicht mithelfen konnte. Das Bein anwinkeln – sein Schuh rutschte weg – dann auf die Seite drehen, schwer war er auch, den Kopf überstrecken.

«Muss der Arm nicht da vorne hin?»

«Hat jemand den Krankenwagen gerufen?»

«Das ist doch falsch, das Bein muss doch so – oder nicht?»

Und dann platzte mir plötzlich der Kragen.

«Der Krankenwagen ist alarmiert, und es wäre nett, wenn mal jemand mit anfassen könnte, der Mann ist nämlich schwer und die anderen können dann auch weitergehen, denn der will das bestimmt gar nicht, dass alle von oben auf ihn runterglotzen.»

Ein Murren ging durch die Menge, einige gingen, neue kamen hinzu. Ein junger Mann beugte sich herunter.

«Wenn du mir sagst, was ich machen soll, helf ich mit.»

Wir lagerten den Mann zusammen stabil auf die Seite, von oben kam kein Mucks mehr. Aus der Ferne war das Martinshorn zu hören.

«Sie können dann weitergehen», forderte ich den Kreis aus Klugscheißern erneut auf, die einfach nur froh waren, den «Penner» nicht anfassen zu müssen, andererseits aber auch gerne die erste Geige spielen wollten.

Nach diesem Ereignis überlegte ich, dass eine Erste-Hilfe-Show vielleicht ein guter Einfall wäre und ein probates Gegenmittel für voyeuristische Nichtsnutze – mit Profis vom Fach und illustren Gästen. Zum Beispiel George Clooney, der augenzwinkernd beichten wird, dass er eigentlich gar nicht weiß, wie eine Herzdruckmassage geht, haha, wir auch nicht, Beifall. Dann treten «Die Ärzte» auf. Haha, Beifall. Alle Showgäste müssen einen Erste-Hilfe-Parcours durchlaufen, werden bei jedem Fehler mit Wasser begossen, und ab dem dritten Fehler kommt auch noch Mehl dazu. Und Clooney muss zuerst. Haha, da klatsch ich dann am dollsten Beifall. Doch, ja, ich glaube, die Erstaustrahlung würde ich mir auf jeden Fall angucken!

Um einfach das Gefühl zu vermitteln, «dabei» zu sein, sollte man aber den interessierten Zuschauer in die Planung einbinden. Man sollte die Realität zeigen, ohne zu schocken. Der Bürger soll sich ja auch auf die eventuell anstehenden Vorsorgeuntersuchungen oder die darauf folgenden Operationen freuen können. Ich empfehle als Starter beispielsweise eine schöne Darmspiegelung, das hat eine ganz eigene Ästhetik – gab es nicht mal eine Schauspielerin, die ihre Darmspiegelung als eine Art Höhepunkt ihrer Karriere vermarktet hat? Ich kann mich nicht mehr an ihren Namen erinnern, vielleicht hätte ich mir den Befund gemerkt, aber ich glaube, der Darm war sauber.

Was würde der interessierte Fernsehzuschauer denn noch gar zu gerne einmal sehen? Ach, einfach, ich hab's: eine Herzoperation! Eine komplikationslose Herz-OP dauert je nachdem drei bis vier Stunden. Bei denen mit Komplikationen ist das Ende nach oben hin offen, und auf der Intensivstation geht es dann weiter. «Die Herz-Nacht», eine komplette Operation mit anschließender Fahrt auf die Intensivstation, moderiert von einer Fachkraft für Gefühlsprothetik. Und immer voll drauf mit der Kamera, das ist sicher ein tolles Erlebnis für die Zuschauer, wenn sie sehen, dass da gerade jemand von erfahrenem Fachpersonal den Brustkorb aufgesägt bekommt, und dann wühlen und manschen sie darin herum. Und wenn sie das glitschige Chaos im Griff haben, sitzen drei Stunden später ein paar schöne Bypässe auf der maroden Pumpe.

Als ein zusätzliches Bonbon für den wissbegierigen Zuschauer wäre noch der stattliche Haufen an Technik zu nennen, der für dieses handwerkliche Kunststück vonnöten ist: eine gartenhausgroße Herz-Lungen-Maschine, der ganze piepende Bildschirm- und Beatmungskram hinter dem blauen Tuch, die das OP-Gebiet von dem der Anästhesie trennt, der sogenannten «Blut-Hirn-Schranke» – die Anästhesie ist das «Hirn». Und wer das alles doch nicht verkraftet, kann umschalten, ausschalten oder sich einen Schnaps einschenken.

Ob man nun *Emergency Room* oder den *Bergdoktor* guckt – immer gibt es eine neue Variante, mittels derer man sich seiner eigenen Unversehrtheit versichern kann. Andererseits haben gerade engagierte Krankenhaus-Serien-Konsumenten erwiesenermaßen viel größere Angst vor einem Routineeingriff als diejenigen, die sich auf diese Sendungen ein Ei pellen, denn immer wieder wird deutlich, dass man durchaus bei einer Routineoperation wie der Entfernung eines Blinddarms sterben kann, weil die Chirurgin gerade Liebeskummer hat, nicht richtig hinguckt und irgendwas abschneidet, was der Körper eigentlich noch ganz gut gebrauchen könnte. Oder weil der Anästhesist gerade erfahren hat, dass seine Frau eine Affäre mit seinem größten Konkurrenten unterhält. Immer hat jemand nachweislich Schuld, das ist ein großer Trost.

Die dramatischen Verläufe bei eher alltäglichen Eingriffen sind das Salz in der Krankenhaus-Serien-Suppe, hier wird geblutet, geflimmert, hier infizieren sich Wunden, alles hat böse Folgen. Fast immer jedoch gibt es Rettung und Hoffnung, dafür niemals Ärzte- oder Pflegestreiks. Es wird auch nur Blut gezeigt, niemals aber der Patient, wie er bewegungsunfähig – am Tropf hängend und im «künstlichen Koma» – in seinem eigenen Stuhlgang liegt und von zwei übermüdeten Krankenschwestern des Nachts um zwei Uhr gewaschen und in frische blütenweiße Laken gebettet wird. So kann sich jeder den Pflegenotstand in aller Ruhe schöngucken und glauben, dass das der Realität entspricht, was in den Serien gezeigt wird.

Eines aber vermögen selbst die motiviertesten Serien nicht zu vermitteln: wie sich das wirklich anfühlt, wenn man plötzlich sieht, dass ein Patient einen Herzstillstand hat – diese Mischung aus Schreck, Unglauben und Panik. Und wie alle adrenalingetränkt, schwitzend und mit einem schlagartig lückenhaft wahrgenommenen Zugriff auf ihr persönliches «Verhalten im Notfall» in das Zimmer, aus dem Zimmer und wieder hineinrennen, wie in der Hektik Sachen zu Boden fallen gelassen werden und wie nach erfolgreicher Reanimation immer wieder misstrauisch der Patient umschlichen wird. Wenn man mitten in der Nacht stehend einschlafen könnte und keinen klaren Gedanken mehr fassen kann. Wie einen das ganze Gedudel und Gepiepe schlagartig auf die Palme bringen kann, weil es nie, nie, nie ruhig ist, wo man wichtige Dinge übersieht und sich aufs Scheußlichste erschrickt, wenn es einem auffällt – und erst recht, wenn es einem selber nicht auffällt, dafür aber anderen.

Wie sehr es manchmal nervt, wenn verwirrte Patienten aus dem Bett steigen oder ein Neuzugang eingeliefert wird. Wie man nach dem Tod eines Patienten, der einen auf irgendeine Art und Weise berührt hat, um den man sich intensiv bemüht hat, jählings einen dicken Kloß im Hals verspürt und fürchtet, man sei «unprofessionell», wenn man den Tränen freien Lauf lässt. Und wie es sich andererseits anfühlt, wenn sich nachts um drei inmitten einer an sich überhaupt nicht lustigen Situation ein Lachflash erster Güte ankündigt, als Vorbote des beliebt-befürchteten «Nach-müde-kommt-doof»-Zustands.

Unsere Abendbrotpause ist zu Ende, wir packen unsere Plastikdosen ein und gehen vor die Tür, um gemeinsam noch eine Zigarette zu rauchen. Den Fernseher machen wir aus, damit die anderen nicht glauben, dass wir uns in der Pause Krankenhaus-Serien angucken. Der Giftzwerg nimmt genießerisch einen Zug und bringt es wie üblich auf den Punkt: «Schwachsinn, diese Serien – oder hast du da eine von den Schwestern rauchen sehen?»

WALTEN UND VERSCHALTEN

■ Kurz vor der Bundestagswahl sah ich einen sogenannten Gesundheitsexperten einer großen Partei, der den Wahlkampf dafür nutzte, sich volksnah zu geben. Zu diesem Zweck wollte er für einen Tag auf einer Station im Krankenhaus «mitarbeiten», und nach relativ kurzer Zeit zogen die Krankenschwestern und -pfleger leicht genervt die Augenbrauen hoch, denn der Gesundheitsexperte erwies sich als wenig hilfreich: Er war lahm wie eine Schnecke und stand bei jeder sich bietenden Gelegenheit in den Zimmern herum, um dort mit den Patienten ins Gespräch zu kommen. Das war jedoch nicht der Sinn und Zweck seines Gastspiels, und so hatte das Pflegeteam lediglich einen prominenten Klotz am Bein sowie das raumgreifend umherwuselnde Kamerateam im Stationsflur.

Der Gesundheitsexperte hatte sicher einen erkenntnisreichen Tag: Es ist eine große Herausforderung, den Ablauf einer Station zu organisieren, auf der lauter Menschen liegen, die man nicht kennt, die verschiedene Bedürfnisse und Erwartungen haben, von denen der eine aufstehen darf, aber nicht will und diejenigen aufstehen, die können, aber nicht dürfen, und wo unter Garantie gerade für das eine oder andere Gespräch keine Zeit übrig ist. Und hoffentlich ist ihm nebenher auch aufgefallen, dass das Krankenpflegepersonal derweil nonstop durch die Zimmer und Flure gewieselt ist, aus den Zimmern zum Telefon, vom Telefon in den Aufwachraum des OP, um einen Patienten abzuholen, und dann zurück und weiter durch Zimmer und Flure.

Die Vorstellung, wir hätten den Gesundheitsexperten auf der

Intensivstation zu Besuch gehabt, verursacht in mir eine Mischung aus Bauchweh und Lachanfall. Wir hätten ihn wahrscheinlich nach einer Stunde auf einen Stuhl in eine Ecke gesetzt, damit er nicht im Weg herumsteht.

Andererseits wäre es selbstverständlich gewesen, mit einem solch illustren Gast auch die Kantine aufzusuchen und ihn an der etwas hektischen Nahrungsaufnahme teilhaben zu lassen. Der Gesundheitsexperte gehört ja erwiesenermaßen nicht zu der Spezies, die im Sommer gerne grillt; das Erste, was ihm dazu einfällt, ist nicht etwa das archaisch anmutende «Feuer machen und Beute braten», sondern die Begrifflichkeit «schädliche Substanzen», die aus dem Grillgut eine krebserregende Zeitbombe machen. Insofern wäre der Experte an der Salattheke bestens aufgehoben.

Ich stelle mir vor, wie die Bohnenstange und ich mit dem Gesundheitsexperten im Schlepptau die Cafeteria entern, denn zur Feier des Tages gibt es heute Bratkartoffeln und als Beilage einen Teller Salat. Dagegen hat der Experte auch gar nichts einzuwenden. Wie befürchtet, ist die Schlange an der Essensausgabe lang, sie reicht bis zur Eingangstür. Wir kommen gerade noch hinein, und weil fast der gesamte Verwaltungstrakt am Salatbüfett beisammensteht, schicke ich die Bohnenstange mit dem Spezialisten in die Schlange an der Essensausgabe. Die Gefahr ist groß, dass sich der Experte zur Administration gesellt, sich dort festquatscht und darüber die Salatauswahl vergisst. So stehen die beiden artig wartend in der Schlange, während ich versuche, an die Tomaten zu kommen. Sehr ungünstig positioniert haben sich zwei Damen im Kostüm und schwärmen von «diesen hervooooooooooooooooorragenden Kalamata-Oliven,» die sie irgendwo gegessen haben, und sie haben es richtig gemütlich an der entscheidenden Ecke, wo sich die Gurken, Oliven und dergleichen mehr befinden. Unwillig machen sie Platz, als ich mich mit meinem Teller nähere. Auf den Tellern der beiden Grazien befinden sich lediglich zwei Gurkenscheibchen und zwei Pilze. Schneller als erwartet habe ich meine Aufgabe erfüllt und winde mich aus dem Verwaltungstrakt heraus in Richtung Essensausgabe, wo der Gesundheitsexperte bereits mit Kennermiene seine Portion Bratkartoffeln auf schädliche Substanzen inspiziert. Die Zeit drängt, die Pause ist kurz, und als wir auf dem Weg Richtung Ausgang sind, hören wir das laute Orgeln eines Alarmpiepers – der Vollbart kommt angehetzt, in der Hand sein Tablett, auf dem sich die noch fast komplette Portion Mittagessen befindet. Damit rennt er in Begleitung des Rettungsassistenten, der zusätzlich auch noch zwei Schälchen Pudding balancieren muss, in Richtung Einsatzfahrzeug. Ihr Essen werden sie im Bereitschaftszimmer zwischenparken. Der Experte staunt.

«Das ist aber gar nicht gut, wenn man nicht in Ruhe essen kann.» Die Bohnenstange und ich winken gnädig ab. Als wir die Station betreten, um in der Küche in Ruhe mit unserem Gast zu dinieren, macht auch uns das Schicksal einen fetten Strich durch die Rechnung: Der Star kommt uns bereits im Flur entgegen und kündigt einen Notfall an, der just in diesem Moment um die Ecke zu uns gefahren wird. Wir zeigen dem Gesundheitsspezialisten den Weg Richtung Küche und bedauern sehr, ihn dort alleine lassen zu müssen. Immerhin sieht er so aber einmal, dass das Vorhandensein einer Cafeteria kein Garant dafür ist, dass die Kollegen das dort erworbene Essen auch in Ruhe zu sich nehmen können. Die Unplanmäßigkeit, mit der sich Notfälle ankündigen, hat oftmals zur Folge, dass die Kollegen außer dem Frühstück und etwas Kaffee weiter nichts in den Magen bekommen – und das fällt ihnen erst auf, wenn ihnen allmählich flau wird.

Womöglich wäre es also sinnvoller gewesen, wir hätten ihn gleich in die Räumlichkeiten der Geschäftsführung verfrachtet.

Dort hätte er sich in praxi ansehen können, wie effizient ein «Wirtschaftsbetrieb Krankenhaus» agiert, denn es sind erstaunlich viele Menschen, die nicht direkt mit der Patientenversorgung befasst sind und im Paralleluniversum Büro, in dem von all der Hektik bei uns nicht viel zu merken ist, einen solch großen Betrieb aufrechterhalten.

Stellen wir uns nun einmal vor, wie Frau Müller vom Vollbart in die Klinik gebracht wird. Sie ist mit ihrem Fahrrad auf nasser Straße in die Schienen der Straßenbahn geraten, und es hat sie in Sekundenschnelle umgeworfen, sodass sie mit dem Hinterkopf knallend auf das Pflaster aufschlug, sich den Arm brach und diverse Schürfwunden und Prellungen davontrug. Durch die Gehirnerschütterung verwirrt, wird Frau Müller von den Rettungsassistenten und dem Vollbart auf einer rollbaren Trage in die Ambulanz gefahren, in der bereits vier weitere Patienten im Wartebereich sitzen. Da man bei Frau Müller nach diesem gehörigen Aufprall mit dem Kopf aufs Pflaster schlimmstenfalls mit einer Hirnblutung rechnen muss, wird sie schnellstmöglich in einen der noch freien Behandlungsräume gefahren, was bei den bereits Wartenden Protest auslöst. «Ich sitze aber hier auch schon zwei Stunden», beklagt sich ein Mann, der beim Joggen umgeknickt war und auf eine Röntgenuntersuchung wartet. Als ihn die Krankenschwester darauf hinweist, dass Notfälle vorrangig behandelt werden, dreht der Mann beleidigt den Kopf zur Seite. Auch den anderen drei Wartenden kommt allmählich die Erkenntnis, dass sie zwar mit einem behandlungswürdigen Befund in die Klinik gekommen sind, der aber durch andere Befunde immer wieder gestoppt wird. Frau Müller wird zum Ausschluss einer Hirnblutung in die Computertomografie gebracht und danach auf die Intensivstation verlegt, wo sie vom Krankenpflegepersonal und den Ärzten weiterversorgt wird, die an diesem Nachmittag in dezimierter Zahl arbeiten, weil mehrere Kollegen an einem üblen Magen-Darm-Virus erkrankt sind.

Alle versuchen so gut es geht den Betrieb aufrechtzuerhalten; alle Betten sind belegt, und die Rennerei nimmt kein Ende.

Was fällt auf? Genau: Die Verwaltung ist nicht dabei, sie befindet sich in toto zu Hause, denn es ist bereits später Nachmittag. Die Erstversorgung wird von denjenigen durchgeführt, die für das Wohl der Patienten zuständig sind, und da spielt der aufgeblasene Verwaltungskopf eher in der Kreisliga.

In den Kliniken wird seit Jahren gespart, dass es nur so kracht. Das Zauberwort heißt «Kosteneffizienz», und damit das Sparen auch wirklich richtig gut funktioniert, gibt es einen Haufen Leute, die sich damit auch richtig gut auskennen. Sie sitzen im Controlling und benchmarken das weitere Procedere, indem sie den Abteilungsleitern sagen, wie viel sie ausgeben dürfen und wie viel nicht, und «wie viel nicht» ist auf jeden Fall mehr als «wie viel». Eifrig wird den ganzen Tag gerechnet, hin und her und dann nochmal die Quersumme, und irgendwann ist klar, wo am meisten gespart werden muss: am Personal. Mag die ganze Rechnerei faktisch zwar richtig sein, so hat das Ergebnis eine gewaltige Achillesferse. Natürlich kann man ausrechnen, dass für die Versorgung von sagen wir mal zwanzig Patienten – zwölf von ihnen sind beatmet, fünf weitere haben frische Infarkte und drei brauchen aufwendige Betreuung, weil sie völlig verwirrt sind – lediglich fünf examinierte Krankenschwestern und -pfleger ausreichen. Man kann auch so tun, als hätte man ausgerechnet, dass drei Leute reichen. Unterm Strich kommt für mich bei diesen Aufstellungen nur eines heraus: Wir arbeiten mit den Rechenfehlern derer, die pünktlich um siebzehn Uhr den Rechner herunter- und nach Hause fahren, denn selbstverständlich ist es so gut wie unmöglich, qualitativ gute Pflege durchzuführen, wenn jeder vier Patienten versorgen muss. Denn geht es nur einem von ihnen richtig schlecht, bleiben die anderen drei auf der Strecke, es sei denn, die anderen Kollegen haben Zeit, sich auch um diese drei Patienten zu kümmern. Und so kommt niemals Ruhe in das System, weder am Tag noch in der Nacht.

All das, was man in der Fachausbildung gelernt hat, kann man so getrost vergessen, denn die Zeit reicht gar nicht aus. Anstatt einen Menschen in Ruhe vom Bett in den Sessel zu mobilisieren, damit er die Fähigkeit zu stehen, zu gehen und die Orientierung im Raum zurückgewinnt, rasen wir von einem zum anderen, ohne Pause, hektisch und mit einem miesen Gefühl, die Patienten nicht ihren Bedürfnissen entsprechend zu versorgen. Und um dieses miese Gefühl möglichst effizient zu unterdrücken, setzen wir alles daran, es doch irgendwie zu schaffen, und merken erst viel später, dass wir eigentlich ganz schön doof sind, weil wir uns damit unser eigenes Grab schaufeln: Wir spulen trotz erheblichen Personalmangels ganz selbstverständlich das gesamte Programm herunter und liefern den kühnen Rechnern den Beweis, dass ihre Zahlen so falsch nicht sein können. Nach Dienstschluss kann immerhin gesagt werden, dass alles geschafft wurde. Die einzige Frage, die nicht gestellt wird, ist: «Und wie geht es euch?»

Der Fragenkatalog der Befindlichkeitsstörungen ist umfassend. Wie geht es denen, deren befristete Verträge voraussichtlich nicht verlängert werden? Wie fühlt man sich mit einem Burn-out? Und wie nach einem Dienstmarathon aus drei Frühdiensten, zwei Spätdiensten und vier Nachtschichten? Wie ist das mit Schlafstörungen? Bekommt man dann auf der Straße noch mit, dass dieser riesige Sattelschlepper auf einen zurast, wenn man mit seinen Einkäufen über die vielbefahrene Hauptstraße taumelt? Und was muss das erst für ein Gefühl sein, wenn man morgens nach dem Nachtdienst feststellt, dass man während eines Sekundenschläfchens bereits auf dem Grünstreifen entlangrattert? Wie kommt man einigermaßen aufrecht durch den Alltag, wenn der Ischias ständig schmerzhaft dazwischenfunkt? Wie ist das mit diesen Verdauungsstörungen, weil man zwei Tage hintereinander nicht ein einziges Mal in Ruhe gegessen hat? Welche emotionale Wucht tritt einen um, wenn man merkt, dass die Beziehung aus Zeitmangel nicht mehr gepflegt werden konnte und plötzlich alles in Trümmern liegt? Kann man Angehörigen eines sterbenden Patienten mit Ruhe und Umsicht beistehen, wenn gerade die eigene Mutter gestorben ist? Und wie mag das erst sein, wenn man von dieser kleinen Aufzählung alles auf einmal hat? Ob sich der Gesundheitsexperte wohl für diese Sachfragen interessiert?

Interessiert sich dafür die Geschäftsführung? Nein. Es ist auch nicht ihre Aufgabe, karitativ zu agieren, auch wenn sie sich manchmal so präsentiert – zum Beispiel in Informationsblättern, in denen betont wird, man wisse, «dass schwere Zeiten auf uns zukommen». Der Witz daran ist, dass es nur bestimmte Berufsgruppen sind, auf die diese schweren Zeiten zukommen. Weder die Geschäftsführung noch die ganzen Kalkulatoren versorgen die Patienten, sondern das Krankenpflegepersonal, die Ärzte, die Röntgenassistentinnen, die Laborantinnen, die Frauen aus der Großküche – und vielleicht sollte ich betonen, dass es sich gerade bei diesen Stellen um Frauenarbeitsplätze handelt. Die werden dann von Leiharbeitsfirmen übernommen, die sich mit der Unterbezahlung ihrer Angestellten eine goldene Nase verdienen. Die Leiharbeiterinnen haben keine Chance, sich in ein Team einzufinden, und so organisieren sie sich nicht mehr und protestieren nicht, denn sie sind dankbar, dass sie ihre Arbeit nicht gänzlich verloren haben. Politisch könnte man von einem Backslash reden, denn wenn sich die wirtschaftliche Lage verschlechtert, verschwinden als Erstes die Frauen von der Bildfläche und kümmern sich endlich um die Gründung einer

Familie. Damit sichern sie ihren Ehegatten andererseits eine lupenreine Biografie – verheiratet und Kinder –, die ihnen beim Gerangel um die obersten Sprossen der Karriereleiter behilflich ist.

Damit nun dieses Szenario nicht rund um die Uhr als Horrorfilm erscheint, gibt es diverse Instanzen, die den Ablauf einer Klinik schönreden, und eine davon ist das sogenannte «Qualitätsmanagement». Böse Zungen behaupten, man solle doch erst einmal für Qualität sorgen, bevor man sie «managt», und ich teile diesen Eindruck, weil die Qualität, die wir gerne bei der Patientenversorgung hätten, immer schwieriger zu erreichen ist. Dessen ungeachtet aber wursteln sich die Damen und Herren aus dem Qualitätsmanagement in aller Ruhe ein Traumkrankenhaus zurecht, in dem alle mit allen sprechen und verhandeln und in dem es für jedes Problem eine adäquate Lösung gibt. Sie werden nicht müde, in diversen dafür geschaffenen Stabsstellen kryptisch klingende Statements auf bunten Zettelchen für jedermann lesbar an die Flipcharts zu kleben. Oft ist eines der Statements «Transparenz», dann steht wahrscheinlich ein Termin mit den Fensterputzern an.

Im technischen Bereich ist ein Qualitätsmanagement durchaus sinnvoll: Bricht bei einem Flugzeug im Betrieb die Tragfläche ab oder fliegt eine Wurstmaschine überraschend auseinander, wird man versuchen, mit den entsprechenden Fachleuten herauszufinden, woran es denn gelegen haben könnte, und verhindert so eventuell mit neuen Schräubchen und Druckventilen weitere Katastrophen. Aber so simpel funktioniert das Qualitätsmanagement im Dienstleistungsbetrieb leider nicht, denn man kann weder bei den Angestellten noch bei den Patienten zu hundert Prozent genau voraussagen, wie sie sich verhalten werden. Wird die verunsicherte junge Assistenzärztin in ihrem ersten Bereitschaftsdienst die Übersicht behalten oder zum Nachteil der Patienten den Faden verlieren, weil sie sich nicht traut, einen Kollegen um Rat zu fragen? Wird die Patientin nach der Notfall-Bypass-Operation nachbluten oder nicht? Bemerkt der übermüdete Kollege, dass die Infusion viel zu schnell läuft? Rutscht eine Kollegin auf dem Linoleumboden auf einer Lache Urin aus, weil der Verschluss des Katheterbeutels defekt ist? Und muss der andere Kollege in die Ambulanz und dann nach Hause, weil er von einem psychotischen Patienten einen Fausthieb in die Rippen kassiert hat? Wird der Dienst so ruhig bleiben, oder wissen wir nach einer Stunde nicht mehr, wo oben und unten ist?

Das Qualitätsmanagement verhält sich nicht dazu, dass das Pflegepersonal aller Stationen massiv überfordert ist und sich Pflegefehler zunehmend häufen: Da wird die Entstehung eines Druckgeschwürs bei einer bettlägerigen alten Frau übersehen, in all der Hektik eine falsche Medikamentendosierung verabreicht, es wird die ausreichende Versorgung mit Flüssigkeit oder Schmerzmedikamenten verschwitzt – und das, obwohl sich haufenweise Mappen mit sorgfältig ausgetüftelten Pflegestandards auf jeder Station befinden. Es kommt nur niemand mehr dazu, sich auch noch damit zu befassen.

Vielleicht interessiert sich das Qualitätsmanagement aber auch gar nicht dafür, denn eines seiner großen Ziele besteht darin, eine Zertifizierung zu bekommen – eine Zertifizierung, die verdeutlicht, wie toll, effizient, familienfreundlich und was weiß ich nicht was noch alles das Krankenhaus ist, in dem wir alle arbeiten. Um ein solches Zertifikat zu bekommen, müssen sich alle ganz viel Mühe geben, es kommen Herren in schicken Anzügen und stellen Fragen.

«Wissen Sie denn, wo der Feuerlöscher hängt?»

«Können Sie den Defibrillator bedienen?»

Und dann winken sie lachend ab, wenn man es ihnen zeigen will. Es gibt sogar Kliniken, die an diesen Tagen den Kollegen frei geben, von denen freche Antworten zu erwarten sind. Und wenn es geklappt hat mit dem Zertifikat, dann steht es natürlich auch in der Zeitung, und alle sind erleichtert.

Mittlerweile lassen sich diese Zertifikate auch gut ins Ausland verkaufen, denn obwohl der Deutsche als Feriengast zwar eher als chronischer Nörgler bekannt und gefürchtet ist, so profitiert man andererseits jedoch gerne vom Fleiß und der Gründlichkeit dieser Menschen und hofft auf eine veritable Profitsteigerung, wenn man sich ein deutsches Zertifikat an die Kliniktür pappt. Es garantiert dem deutschen Schnäppchenjäger – «Die Augenoperation kostet in Thailand höchstens die Hälfte!» – ein Sicherheitsgefühl, in eine von den eigenen Landsleuten zertifizierte Klinik zu gehen. Schon das Formular an sich lässt sie glauben, dass die hygienischen und pflegerisch-medizinischen Standards denen in Deutschland entsprechen.

Ist der Betrieb erst mal zertifiziert, ist es völlig egal, wie die Versorgung der Patienten vonstattengeht, und es gibt immer noch Kliniken, die in ihren Stellenausschreibungen betonen, sich um eine «ganzheitliche Versorgung» zu bemühen. Darüber kann ich nur herzlich lachen. Die Patienten, Herr Müller oder Frau Meyer, sind als Persönlichkeit primär vollkommen uninteressant; was wirklich von Belang ist, sind die Befunde und was man alles machen kann und muss, damit diese beiden Personen bald wieder nach Hause entlassen werden können. Man erwartet, dass Herr Müller seine Herzoperation ohne Komplikationen übersteht, damit er nicht durch Folgebehandlungen und die Blockierung eines teuren Intensivbettes noch zusätzliche Kosten verursacht. Und exakt das funktioniert in den wenigsten Fällen, denn erstens ist Herr Müller keine Maschine, zweitens hat er ein paar Begleiterkrankungen, die für zusätzliche Probleme sorgen könnten, und drittens verliert Herr Müller nach der OP ein bisschen den Durchblick und seinen Realitätssinn und zeigt plötzlich das Vollbild eines Durchgangssyndroms.

Für die Geschäftsführung ist Herr Müller hingegen ein kostspieliger Bettenblockierer, wegen dem eine geplante Operation abgesetzt werden muss, weil kein Bett zur Verfügung steht. Patienten, die nicht in der errechneten und geplanten Zeit wieder von der Intensiv- oder der Normalstation verschwinden, sind lästig, weil kostspielig – ganz gleich, ob es der verwirrte Herr Müller ist, eine alkoholkranke Frau Meyer, die plötzlich delirant wird, oder eine Frau, die im Wundabstrich resistente Keime aufweist und zwei Wochen im Isolierzimmer verbringt. Spätestens hier wird mehr als deutlich, dass es weder um den Einklang von Körper, Geist und Seele der Patienten, noch um die Gefühle der Pflegenden und der Ärzte geht. Daher wäre es ehrlicher, die blumige Wirkung des Begriffes «Ganzheitlichkeit» einzutauschen in «bestmögliche Versorgungsversuche unter Zeitdruck».

Sparzwang und Personalabbau bezieht sich, wie wir alle wissen, nicht ausschließlich auf Krankenhäuser. Wissenschaftler, die in gutem Lohn und Brot stehen, sind sich nicht zu dumm dafür, in aller Ruhe auszurechnen, dass Arbeitslose eigentlich mit noch viel weniger Geld auskommen könnten, wenn sie nur auf das Rauchen und Biertrinken verzichten würden. So schafft sich das System mit dem Prekariat eine Bevölkerungsgruppe, auf der es sich nach Herzenslust herumtrampeln lässt, um selber draußen qualmend unter einem Heizpilz das Leben zu genießen.

Den wütenden Aufschrei nach der Bundestagswahl, es käme nun zu einer Zwei-Klassen-Medizin, habe ich relativ entspannt ausgesessen. Diese Art Medizin gibt es schon lange; was wir jetzt erleben, ist das Finish. Zunehmend berichten die Notärzte von völlig verarmten alten Menschen, die etwa zehn Tage bis zur nächsten Rentenzahlung von einem Laib Brot leben müssen. Sie erleben Patienten, die sich nicht zum Hausarzt getraut haben, weil sie die zehn Euro Praxisgebühr nicht übrig hatten – und beim Eintreffen des Notarztes in Panik geraten, weil sie befürchten, dass der Arzt sie mit ihren Beschwerden alleine lässt, wenn sie nicht sofort bezahlen.

Ich habe mehrere Male erlebt, dass Patienten eigenmächtig ihre Blutdruckmedikamente abgesetzt haben und als Folge mit Lungenödem bei hypertoner Krise auf die Intensivstation gebracht werden mussten. Man ist geneigt zu denken: «Ja, spinnen die denn, wie kommen die denn auf die Idee, diese Tabletten abzusetzen?», bis einem klar wird, dass einige dieser Leute schlichtweg kein Geld für die hohen Rezeptgebühren übrig haben.

Es wird gekürzt und gestrichen und nicht umverteilt. Es wird mit dem Finger auf diejenigen gezeigt, die durch das sogenannte soziale Netz fallen. Es wird langwierig und folgenlos darüber diskutiert, ob man in Schulen Gratisobst für die Kinder austeilen lässt. Es wird darüber befunden, dass arme Menschen zu dick und ungebildet seien. Und es sind Feststellungen von nicht minder dicken und angeblich gebildeten Menschen, die qua ihres Amtes dafür sorgen, dass es auch dabei bleibt – das nennt man Sozialdarwinismus. Und in diesem System können immer noch ausreichend viele Menschen gut leben und alle vier Jahre ihr Kreuzchen bei der Partei machen, die ihnen genau das weiterhin garantiert.

Ich aber komme zunehmend zu der Ansicht, dass ein System, welches Menschen täglich vor die Wahl stellt, sich etwas zu essen zu kaufen oder doch lieber die Heizkosten oder die Medikamente zu zahlen, abgeschafft werden muss.

Wenn wir davon ausgehen, dass ein Krankenhaus für die Versorgung akut oder chronisch erkrankter Menschen gebaut worden ist und diese Versorgung von Krankenschwestern und -pflegern sowie Ärztinnen und Ärzten garantiert werden soll, dann frage ich mich, wie es um den «Betrieb Krankenhaus» wirklich steht, in dem wild ineinander verschachtelte Verwaltungshilfen und quasi klandestin agierende Pseudoleitungsstrukturen ohne pflegerischen und medizinischen Sachverstand Arbeitsplätze wegstreichen, die die Basis der Patientenversorgung gewährleisten.

Die Frage «Was würdest du denn stattdessen machen?» ist eine Mischung aus Ratlosigkeit und Wut, und ich kann sie nicht beantworten, zumal solche Fragen erst dann gestellt werden, wenn das Kind bereits in den Brunnen gefallen ist. Meine Hoffnung, dass Klinikleitungen nach Grundlagen des modernen Managements die betroffenen Berufsgruppen in Problemlösungen einbinden, weil diese später mit den Ergebnissen arbeiten und zurechtkommen müssen, ist mittlerweile verpufft. Auch der freundlich gemeinte Besuch eines Gesundheitsexperten aus dem Bundestag wird hier nichts ausrichten können. Ich wäre zufriedener, wenn man wenigstens diejenigen zu Wort kommen ließe, die sich in diesem riesigen Verwaltungsapparat tatsächlich noch eigene Gedanken machen, anstatt nur zu nicken. In all diese patientenfernen Arbeitsbereiche einmal hineinzuschnuppern, meinetwegen auch bei einem gemeinsamen Mittagessen, das wäre sicherlich ein sinnvollerer Ausflug für den Gesundheitsexperten gewesen, anstatt überforderten Kollegen in der Hektik einer Normalstation im Weg herumzustehen.

Eigentlich mag ich meinen Beruf, und ich habe viele Kolleginnen und Kollegen aus allen Bereichen, mit denen jeder noch so große Tumult und jedes noch so unüberschaubare Chaos mit Engagement, Fachwissen und schwarzem Humor wieder in geordnete Bahnen gebracht werden kann. Aber ich finde, wir haben es nicht verdient, verwaltet und gestrichen zu werden –

und nicht nur ich empfinde eine gewisse Ratlosigkeit bei der Vorstellung, dass ich diesen Job unter diesen Umständen bis zur Rente machen soll, besonders weil man der Generation frisch ausgebildeter, junger und engagierter Krankenschwestern und -pfleger zur Zeit glauben zu machen versucht, dass man sie nicht brauche, weil keine Stellen vorhanden seien. Die Folge wird sein, dass wir in den nächsten Jahren ein Team aus gebrechlichen und senilen «prä-Rentnern» sein werden, das mit jahrzehntelanger Berufserfahrung «Klinik-Kunden» versorgen wird und sich gemäß der Alterspyramide mit den Patienten einträchtig die Tabletten teilt. Das Qualitätsmanagement wird ein Zertifikat für die Schaffung barrierefreier Arbeitsmöglichkeiten für die Rollstuhlfahrer unter uns bekommen, und wer zwei Jahre unfallfrei über die Station fährt, bekommt einen Frühstücksgutschein für die Cafeteria. Hoffentlich gibt es nicht nur Milchsuppe!

ES KNALLT

■ Die Intensivstation bietet sowohl für das Personal als auch für die Patienten einen großen Korb an Überraschungen: Komplikationen vor Operationen, Komplikationen nach Operationen, Nachblutungen oder Reanimationen, manchmal auch beides im Doppelpack. Die psychischen Entgleisungen mancher Patienten stellen jedoch oftmals eine ungleich größere Herausforderung dar als die Stillung einer Nachblutung. Für eine relativ große Anzahl der Patienten geriert sich der Aufenthalt auf der Intensivstation zu einem veritablen Horrortrip. Sie haben nicht nur Schmerzen oder Angst, sie können auch die ungeheure Menge an verschiedenen Geräuschen einer Intensivstation nicht zuordnen, und in ihrer Umnebelung aus Narkoseresten und Schmerzmedikamenten verlieren sie langsam, aber sicher den Faden.

Herr Schroth hat etwas Zeit gebraucht, um sich von seiner Herzklappenoperation zu erholen. Zwei Tage galt er als ausgesprochener «Wackelkandidat» und lag kraftlos und kaum ansprechbar in seinem Bett. Zwischenzeitlich war sein Atem viel zu flach, und so musste er regelmäßig mit einer eng anliegenden Maske ein Atemtraining machen, um eine erneute Intubation und Beatmung zu vermeiden. Seine Frau saß ratlos an seinem Bett und hielt seine Hand.

Am dritten Tag nach der Operation macht Herr Schroth jedoch einen wesentlich aufgeweckteren Eindruck – er ist gut ansprechbar, kann sich mit Hilfe an die Bettkante setzen und sich die Zähne selbständig putzen. Er scheint bei wesentlich klarerem Verstand zu sein; zwar spricht er nicht viel, aber als der Giftzwerg ihn morgens beim Waschen fragt, ob er sich für Fußball interessiere, wird er hellhörig und möchte die aktuellen Ergebnisse wissen. Herr Schroth scheint offenbar aus dem Schneider zu sein und wird in ein ruhigeres Zimmer verlegt, in dem er aus dem Fenster gucken kann und nicht der Hektik rund um beatmete Neuaufnahmen ausgesetzt ist. Und Herr Schroth hat Appetit. Weil er Milchsuppen und Joghurt nicht mag, möchte er gerne eine Scheibe Weißbrot mit Käse haben. Der Giftzwerg geht in die Küche, schmiert ein Brot und schneidet es in handliche Stücke, legt eine Gabel dazu und geht mit dem Tablett zurück ins Zimmer. Sie stellt es auf dem Beistelltischchen ab, als sich Herr Schroth kerzengerade im Bett aufrichtet und sie verwirrt anguckt.

«Wer sind Sie denn?», fragt er. Verblüfft entfährt dem Giftzwerg noch: «Was ist denn mit Ihnen los?», als Herr Schroth plötzlich nach der Gabel greift und alle Anstalten macht, dem Giftzwerg das Besteck in den Leib zu stechen. «Ihr wollt mich alle umbringen!», ruft er. Schlagartig ist die Wahrnehmung von Herrn Schroth in absolute Panik umgeschlagen.

Jeder Versuch, ihn dazu zu bringen, die Gabel herzugeben oder wenigstens auf den Tisch zu legen, bleibt erfolglos und führt zu weiteren Mordanklagen, und das in einer zunehmenden Lautstärke, die mittlerweile durch den ganzen Flur schallt.

Am anderen Ende des Flures beschäftigt und hellhörig geworden, will ich nach dem Rechten schauen, als der Giftzwerg mir schon entgegenkommt. «D… der rastet völlig aus!», stottert sie. Die Eule und der Vollbart sind in das Zimmer geeilt und suchen in sicherem Abstand zu Herrn Schroth nach einer Lösung, wie man den Mann wieder zur Räson bekommt und vor allem: ihm die Gabel abnimmt!

Auf Herrn Schroth wirken diese Menschen, komplett in Grün

gekleidet, nicht sonderlich vertraueneinflößend, auch wenn sie noch im gesunden Abstand zu ihm im Türrahmen stehen. «Ihr wollt mir alle ans Leder!», ruft er, und man kann nicht behaupten, dass das gelogen wäre. Als sich der Vollbart vorsichtig nähert, verteidigt Herr Schroth mit mittlerweile hochrotem Kopf sein Territorium, indem er raumgreifend mit der Gabel herumfuchtelt.

Wir wollen Herrn Schroth die Gabel möglichst ohne Anwendung von Gewalt abnehmen und ihn mit einem Beruhigungsmittel vor einer kompletten Überlastung seines immer noch eingeschränkten Allgemeinzustands bewahren – und auch uns selber. Schon bald geben wir allerdings die Hoffnung auf eine gewaltfreie Deeskalation auf. Herr Schroth will weder die Gabel hergeben noch sich von irgendwelchen Pharmazeutika lahmlegen lassen; er fühlt sich akut bedroht und wehrt sich dementsprechend gegen all unsere Unternehmungen. Der zentrale Venenkatheter, der sich in seiner Halsvene befindet, hängt sichtbar über seinem Hemd, daran hat er glücklicherweise noch nicht herumgerissen. Um ihm aber das Medikament spritzen zu können, müsste man ihm allerdings schon recht nahe kommen, und das scheint uns angesichts der Gabel sehr riskant.

Der Vollbart steht etwa zwei Meter vom Bett des Patienten entfernt. Er wirkt angespannt und etwas genervt, trotzdem bemüht er sich, freundlich zu klingen.

«Guten Tag, Herr Schroth! Ich bin der Stationsarzt, wie geht es Ihnen?»

Herr Schroth guckt skeptisch.

«Sie wollen mich umbringen!», wiederholt er.

«Wissen Sie denn, wo Sie sind?», fragt der Vollbart und weiß, dass diese Frage eigentlich pure Rhetorik ist. Hinter mir höre ich den Giftzwerg leise sagen: «Ich weiß, wo ich mich befinde, aber mir wird das immer unheimlicher!»

«Die Truppen kommen!», fantasiert Herr Schroth und hält die Gabel so fest, dass seine Fingerknochen ganz weiß werden.

«Oh Gott, was denn für Truppen?», flüstert die Eule. Sie zieht ein Medikament auf, das bei halluzinatorischen Psychosen gegeben wird. Der Vollbart bleibt in gebührendem Abstand zu Herrn Schroth stehen und redet weiter auf ihn ein, er erzählt ihm von seiner Operation, die er hinter sich gebracht hat, dass er sich jetzt noch auf der Intensivstation befände. Herr Schroth hört ihm zwar zu, bleibt aber uneinsichtig und behauptet weiterhin felsenfest, dass jetzt «die Truppen» einmarschieren und «Wieso überhaupt Operation?», das sei alles Unfug.

Die Eule hat die Spritze dem Giftzwerg gegeben, denn die ist klein und kann sich womöglich ungesehen am Bett des Patienten vorbeimogeln, um das Medikament in den Venenkatheter zu spritzen, um Herrn Schroth ruhigzustellen, der weiterhin mit dem Besteck herumfuchtelt. Sind zwei Personen schon «eine Truppe»? Herr Schroth wird immer nervöser, der Vollbart geht einen Schritt auf ihn zu, immer weiterredend.

«Ihre Frau kommt gleich zu Besuch, die wird sich freuen, wenn sie sieht, dass Sie schon auf der Bettkante sitzen können.»

Herr Schroth blickt hektisch um sich. Natürlich hat er längst bemerkt, dass der Giftzwerg sich angeschlichen hat, und er weiß nicht, wen er zuerst attackieren soll. Als der Vollbart nach der Gabel greifen will, dreht sich Herr Schroth um, weil er den Giftzwerg bereits hinter sich wähnt, und der Vollbart greift ins Leere. Das Bild entbehrt nicht einer gewissen Komik, und er bricht in Gelächter aus. Im selben Moment hat der Giftzwerg, elegant der Gabel ausweichend, aber schon die Hälfte der Spritze in den Katheter des Mannes gedrückt. Herr Schroth holt tief Luft, um noch einmal um Hilfe zu rufen, dann bekommt er einen glasigen Blick.

«Hil...», setzt er an und endet mit einem leisen « ...fe ...».

Die Gabel fällt auf den Linoleumboden und der Mann in Zeitlupentempo in sich zusammen.

Wir legen Herrn Schroth zurück ins Bett und atmen tief durch. Der Giftzwerg steht vor dem Fußende des Bettes und schüttelt ununterbrochen den Kopf. Niemand von uns versteht, was diesen Zustand ausgelöst hat, auch die Tageszeit ist eher untypisch – es ist Mittag, und Wahrnehmungsstörungen treten meistens auf, wenn es draußen dunkel wird. Vielleicht liegt es an dem neuen Zimmer?

Am sogenannten Durchgangssyndrom leiden Menschen nach Reanimationen oder nach Herzoperationen. Die akute Lebensgefahr, die man selber durch den narkosebedingten Filmriss nicht beurteilen und bewerten kann, oder der Einsatz der Herz-Lungen-Maschine können für die Gehirndurchblutung eine Reihe problematischer Folgen parat halten, zu der unter anderem eine derartige Verwirrung zählt, die in eine akute Psychose mit Verfolgungswahn, Vergiftungs- und Mordfantasien kippen kann und während der Menschen Dinge sagen und tun, an die sie sich hinterher nur noch bruchstückhaft oder gar nicht erinnern können – die entsetzten Angehörigen dafür umso besser. Die Patienten geraten in Todesangst bei der Vorstellung, am Herzen operiert zu werden, und wachen zumeist auch mit dieser Panik wieder auf.

Herr Schroth liegt jetzt ruhig auf dem Rücken. Einen Patienten derart zu überlisten ist immer das letzte Mittel; andererseits geht der Selbstschutz vor, und die Gabel wollte auch niemand in die Augen bekommen.

«Die Frau wird einen Fön kriegen», schnauft der Giftzwerg resigniert, «der war so gut drauf!»

Die Eule ordnet noch zwei Medikamente an, die Herrn Schroth

zum einen beruhigen und zum anderen das Durcheinander im Kopf «sortieren» sollen.

«Bevor er aus dem Bett steigt und stürzt oder wenn er um sich haut, müssen wir ihn fixieren», sagt die Eule und dokumentiert all das auf der Patientenkurve. Momentan hat Herr Schroth aber noch seine Erstdosis an Bord und dämmert im Pharma-Nebel vor sich hin. Die Gabel befindet sich im Geschirrspüler.

Es ist ein mieses Gefühl, jemanden zu fixieren. Es gibt zu diesem Zweck Bauchgurte, die vereiteln sollen, dass Menschen das Bett verlassen oder hinausfallen und all die Kabel, die in ihren Venen oder an ihrer Haut angebracht sind, heraus- und abreißen. Und es gibt Handfesseln, mittels derer Patienten daran gehindert werden, sich – allmählich und verwirrt aus einer langen Narkose erwachend – den Beatmungsschlauch aus dem Hals zu ziehen, den Dauerkatheter aus der Blase oder den zentralen Venenkatheter aus der Halsvene zu reißen. Und sie hindern Patienten daran, das Pflegepersonal zu schlagen. Manche verlegen sich dann aufs Treten, deshalb macht man besser einen großen Bogen um das Fußende. Obwohl ich den Sinn dahinter erkenne und kein Interesse an einer handfesten Schlägerei mit einem Patienten habe, haftet der Fixierung von Patienten der Geruch von Knast an.

Anderntags bietet sich mir im Spätdienst ein ähnliches Bild. Es ist kurz nach zwanzig Uhr, und draußen wird es bereits dunkel.

«So», sagt Frau Siebrecht, «dann wollen wir mal.»

Was hat die Frau vor? Sie hat bereits ihre Beine aus dem Bett geschwungen, und meine Frage, wo sie denn hinwolle, lässt sie stutzig werden.

«Ja, ich muss doch jetzt los!», meint sie etwas verunsichert.

«Wo müssen Sie denn hin?», frage ich.

«Na – arbeiten!», sagt Frau Siebrecht schon fast entrüstet. Sie verliert den Faden.

Ich hatte dem Star versprochen, ihr beim Lagern ihres Patienten zu helfen, glaube aber, dass die Patientin erst mal Orientierungshilfe braucht. Die sitzt nun irritiert auf der Bettkante, volles schlohweißes Haar umrahmt ihr freundliches Gesicht, und guckt mich skeptisch an. Frau Siebrecht wirkt wie jemand, der noch bereit ist, zuzuhören, aber es sollte nach Möglichkeit nicht allzu lange dauern und die Argumente müssen schon sehr gut sein. Ich setze mich auf einen Hocker neben das Bett der Patientin und sage: «Frau Siebrecht, Sie sind im Krankenhaus auf der Intensivstation.»

Frau Siebrecht guckt ungläubig.

«Sie hatten einen Herzinfarkt, und wir sind froh, dass es Ihnen schon wieder ganz gutgeht», versichere ich ihr und frage mich gleichzeitig, ob Frau Siebrecht eigentlich auch findet, dass es ihr ganz gutgeht. Sie guckt mich an, als hätte ich nicht alle Tassen im Schrank.

«Und es ist kurz nach acht Uhr abends, gucken Sie doch mal, es wird schon dunkel», versuche ich ihr die Realität zusammenzupuzzeln.

«Und jetzt?», fragt sie mich etwas ratlos. Ich biete ihr an, ihr einen Tee zu kochen, und sie bekommt glänzende Augen.

«Oh ja, einen Kamillentee!»

Dann lässt sie sich von mir zurück ins Bett helfen. Ich knautsche ihr das Kissen in den Rücken, damit sie bequem sitzt, sage ihr, dass ich Teewasser aufsetzen gehe und gleich zurück bin, und knipse ihr die kleine Lampe neben dem Bett an.

«Bis gleich», sagt sie und winkt freundlich.

Während ich in die Stationsküche husche, um den Boiler einzuschalten, ahne ich, dass das bei Frau Siebrecht noch nicht alles war: Es geht sachte los, und dann geht es rund, manchmal über Tage. Oder Wochen. Ich flitze weiter in das Nachbarzimmer, in dem der Star bereits den größten Teil alleine erledigt hat, und während ich mir eine Plastikschürze umbinde und quietschend die Gummihandschuhe über die Hände streife, schildere ich dem Star die Lage im Nachbarzimmer. Sie winkt grinsend ab und tröstet mich mit der Tatsache, dass ja nun gleich Feierabend sei. Zudem haben wir noch vor, gemeinsam eine Kleinigkeit in unserer Lieblingskneipe zu essen. So etwas beruhigt mich immer sofort. Als wir dem Patienten gerade eine aufgerollte Bettdecke unter die rechte Körperseite legen, damit er keine Druckstellen bekommt, lässt uns plötzlich etwas aufhorchen. Ich spitze die Ohren – «Na, komm doch mal her zu mir», höre ich Frau Siebrechts Stimme aus dem Nachbarzimmer, und es folgt ein Geräusch, mit dem man Katzen oder Hunde anlockt. Was ist das denn jetzt?

Weil wir fertig sind, gehe ich aus dem Zimmer, ach, jetzt hab ich den Tee vergessen, egal, da ist das Geräusch schon wieder. Als ich bei Frau Siebrecht um die Ecke gucke, legt sie den Zeigefinger an ihre geschürzten Lippen, sagt leise «Psssst! Gucken Sie mal» und deutet unter das Waschbecken, das sich zwei Meter von ihrem Bett entfernt befindet.

«Da! Der niedliche Tiger!»

Was?! Und dann macht sie wieder dieses schnalzende Lockgeräusch.

«Komm doch mal her, du Süßer, hm?»

Ich sehe keinen Tiger, ich sehe nur, dass Frau Siebrecht komplett aus der Stationsrealität heraus- und in einen Tierpark hineingefallen ist.

«Miezmiezmiez!»

Gleich kommt die Ablösung. Aber was mache ich mit dem Tiger? Der Star kommt um die Ecke, und ich sage «Psssst!».

Der Star guckt erstaunt, Frau Siebrecht verlegt sich wieder auf ihre Lockrufe und ringt um das Zutrauen ihres imaginären neuen Freundes.

«Guck mal», sage ich zum Star, «unter dem Waschbecken, dieser wunderschöne Tiger!»

Zum zweiten Mal werde ich innerhalb einer Stunde angeguckt, als hätte ich nicht mehr alle Tassen im Schrank.

«Sehen Sie ihn?», bindet Frau Siebrecht den Star ins Gespräch mit ein. Meine Kollegin schaltet schnell und lobt das Prachtexemplar seiner Spezies.

«Frau Siebrecht, ich glaube, das ist kein guter Einfall, den Tiger hier im Zimmer zu lassen, der hat ja gar nichts zu trinken hier, was meinst du», wende ich mich ratsuchend dem Star zu, «wollen wir ihn in die Küche mitnehmen?»

«Ja», sagt sie, «ich glaube, da steht auch noch eine Dose Thunfisch herum.»

Frau Siebrecht findet es reizend von uns, dass wir uns so rührend um den Tiger kümmern wollen, und so beuge ich mich vor dem Waschbecken hinunter und sage: «So, Dickerchen, du alter Ausreißer, dann komm mal mit in die Küche!»

«Jja, fein», sagt der Star, und im Flur platze ich fast los vor Lachen. «Na, komm, Tigerchen, gibt Thunfisch!», locken wir die imaginäre Raubkatze aus dem Zimmer von Frau Siebrecht – und werden kritisch vom Vollbart und der Bohnenstange, meiner Ablöse, beäugt.

«Ich hole nur den Tiger aus dem Zimmer», erkläre ich und versuche möglichst unbeteiligt zu gucken.

Patienten mit Durchgangssyndrom kosten Nerven und Geduld; sie fordern die Kreativität des Pflegepersonals und der Ärzte im höchsten Maße heraus. Oft muss man sich mühsam zusammenreißen, um nicht richtig böse zu werden oder sich schiefzulachen. Und manchmal möchte man direkt nach Dienstbeginn die Station schon wieder verlassen, weil man schon in der Umkleide jemanden laut «Hilfe!» oder «Erna!!» brüllen hört. Es ist leichter, einen Sack Flöhe zu hüten als zwei vollkommen durcheinander geratene Menschen, die, sobald man ihnen den Rücken zudreht, aus dem Bett steigen oder fallen, die sich mit der ganzen Takelage aus EKG-Kabeln und Drainagen verheddern und kräftig daran ziehen, weil sich alles durch das andauernde Genestel in einen gordischen Knoten verwandelt hat. Im Prinzip könnten die EKG-Kabel problemlos wieder angebracht werden, wenn sich der Patient nur nicht so nachdrücklich dagegen wehren würde, indem er versucht, einem in den Arm zu beißen.

Je länger so ein Durchgangssyndrom andauert, umso größer die Flurschäden: Verletzungen durch das Herausreißen von venösen und arteriellen Zugängen, die zum Teil mittels Naht fixiert sind, oder wenn gar die Spitze unter dem Hautniveau abreißt, stecken bleibt und herausoperiert werden muss, überhaupt Entzündungen, weil überall herumgefummelt, -genestelt und -gezogen wird, mit reiselustigen Fingern, die vorher noch einmal am Dauerkatheter oder im eigenen Stuhlgang vorbeigeschaut haben, sodass sich die gesamte Bandbreite körpereigener Bakterienstämme ungehindert auf eine fröhliche Klassenfahrt in Regionen macht, in denen sie eigentlich nichts zu suchen haben und wie rücksichtslose Touristen die Biosphäre durcheinanderbringen, indem sie ihren Müll dort abladen und sich ungebeten vermehren. So liest man manchen Laborbefund mit einer Mischung aus Grauen und Erstaunen, wenn der Abstrich einer Einstichstelle am Hals plötzlich Bakterien aus der Darmregion enthält.

Von großem Interesse sind die Dauerkatheter in der Blase. Sie sind störend, unangenehm und sie tun weh, weil sie direkt in der Harnröhre liegen. Ihr Vorteil besteht darin, dass ich sehen kann, was dieser Mensch pro Stunde pinkelt. Wenn jemand plötzlich stundenlang gar nicht pinkelt, muss man sich also Gedanken machen, warum was und wann zu tun ist. An der Spitze des Katheters befindet sich ein Ballon in der Größe einer kleinen Walnuss, wodurch ein Herausrutschen des Schlauches aus der Blase eigentlich verhindert werden soll. Spätestens wenn man daran zieht, müsste man merken, dass da ein Widerstand ist, und ließe es dann bleiben. Gerade die Herren, die – manchmal nicht nur im Zustand geistiger Umnachtung – gerne einmal manuell überprüfen, ob denn ihr Gemächt noch da ist, stören sich sofort an dem Schlauch, der dort aus der Spitze des Penis herauskommt, und ziehen einmal kräftig. Plopp! kommt der Schlauch inklusive Ballon heraus, was bestimmt furchtbar wehtut. Möglicherweise verhindert jedoch der Medikamentencocktail aus Schmerz- und Beruhigungsmitteln die Sensibilität, und die Gegenwehr ist groß, wenn ein neuer Katheter gelegt werden muss, aus dem dann nicht nur Urin, sondern auch Blut fließt.

Wiederholt schon musste nächtens der Urologe kommen und weiterhelfen, weil die älteren Semester mit einer übergroßen Prostata zu tun haben und selbst erfahrene Krankenpfleger keinen Weg mehr in die Blase fanden. Die Idee, den Katheter wegzulassen, wenn er denn nun so stört, entpuppt sich oft als Schlag ins Wasser – entweder verstehen die Herren die Anwendung der Urinflasche nicht, trinken daraus oder machen ins Bett und liegen im Nassen. Eine Blasenentzündung ist den Patienten in fast allen Fällen sicher.

Spielt sich der Akt der Selbstzerstörung über mehrere Tage ab, können sämtliche pflegerischen und medizinischen Bemühungen zunichtegemacht werden.

Entsetzlich erschöpft müssten diese Patienten eigentlich sein, schlafen sie oft in den Nächten gar nicht oder nur mit zahlreichen Unterbrechungen. Und die erstaunlichen Mengen an Medikamenten, die beruhigend, schlaffördernd und schmerzstillend wirken sollen, machen ihren Job ausgerechnet hier äußerst schlampig. Hat man sich bisher bei einem Präparat immer auf seine gesicherte Wirkung verlassen können, wirkt es ausgerechnet in diesen Fällen paradox. Im Klartext heißt das: Was eigentlich beruhigend wirken soll, macht diesen Menschen unruhig, wach und wuselig. Die ganze Nacht. Die ganzen zehn Stunden.

«Können Sie bitte mal liegen bleiben», fleht der Star Frau Siebrecht zwei Tage nach dem Ereignis mit dem Tiger entnervt an – und weiß genau, dass die Patientin nicht liegen bleiben wird. Die ganze Nacht hat sie sich so schon um die Ohren gehauen, und allmählich wird der Star ungehalten. Frau Siebrecht fühlte sich irgendwann hintergangen, weil man den niedlichen und harmlosen Tiger aus ihrem Zimmer entfernt hat, noch immer möchte sie «mal los» und lässt sich davon nicht abbringen. Wohin sie dann gehen will, ist nicht klar. Ihre Arbeit kann es nicht sein, weil die Patientin bereits seit über zehn Jahren Rentnerin ist. Die ganze Aufregung beschert ihr Blutdruckwerte im höchst kritischen Bereich, ihr Herz rast und sie ist völlig außer Puste. Trotzdem setzt sie sich fast jede Viertelstunde taumelnd auf die Bettkante. Der Star gibt sich alle Mühe, dem Fulltime-Job gerecht zu werden: Sie reibt ihr den Rücken ein, sie hilft Frau Siebrecht abends um zehn noch in den Sessel – in der Hoffnung, die Anstrengung würde die Patientin ermüden. Von weiteren Medikamentengaben sieht der Star ab. «Guck doch mal, was die schon alles eingefahren hat, das ist ja unheimlich!»

Auch die Stationsärztin, Frau Anzug, sieht das Ganze mit wachsender Besorgnis. Etwa kurz vor vier Uhr höre ich den Star aus dem Zimmer rufen: «Kann mal schnell jemand kommen?»

In ihrer Stimme schwingt Panik mit, und als ich um die Ecke

komme, traue ich meinen Augen nicht: Frau Siebrecht hat sich in aller Ruhe sämtliche Kabel abgebastelt, die sie zu fassen bekommen hat, und diese zum Teil ordentlich aufgewickelt auf ihrem Nachttisch abgelegt. Auch den zentralen Venenkatheter hat sie entfernt. Es blutet nicht unerheblich aus der Einstichstelle, der Blasenkatheter liegt auf dem Fußboden, und Frau Siebrecht steht mit hinten offenem Hemd schwankend und blutend vor dem Bett und sagt sehr bestimmt: «So, und jetzt will ich wissen, wie das hier weitergehen soll!»

Wir wüssten das auch sehr gerne und schlagen der Frau vor, sich erst mal hinzusetzen. Sie will weder sitzen noch gestützt werden, hält sich aber immerhin am Bettgitter fest. Ihr Blick irrlichtert durch den Raum, sie ist nun völlig desorientiert. Ich hole den Stationsarzt. Mit Engelszungen redet Frau Anzug auf die Frau ein, die mit leerem Blick auf der Bettkante sitzt und wiederholt und zunehmend grantig sagt: «Ich will wissen, wie das hier weitergehen soll!»

Mittlerweile ist es kurz vor halb fünf, eigentlich müssen wir jetzt Blut für die Laboruntersuchungen abnehmen, die anderen Patienten lagern, Mülleimer leeren, Wäschesäcke entsorgen. Die Zeit wird knapp, doch dann schafft es Frau Anzug, Frau Siebrecht zu einem neuen venösen Zugang am Unterarm zu überreden. Den Vormittag wird Frau Siebrecht also zunächst schlafend verbringen, um dann zu erwachen und sich mit denselben Fragen wie in den frühen Morgenstunden zu befassen. Bei ihr nimmt die Situation aber dann plötzlich einen sehr schönen Verlauf – nachdem sie die darauf folgende Nacht fast ohne Unterbrechung durchgeschlafen hat, erwachte sie am nächsten Morgen so, als sei nie etwas gewesen. Keine Tiger, kein Aktionismus, der ins Leere lief – Frau Siebrecht war wieder «auf dem Dampfer» und wurde einen Tag später verlegt.

Herr Schroth ist kurz nach dem Besuch seiner Frau eingeschlafen. Den ganzen Tag hat er in seinem Bett herumgewühlt und alle weggejagt, die ihm zu nahe kamen. Nachts wäre er beinahe aus dem Bett gestürzt, und am Vormittag war er von all der Action und den Medikamenten schläfrig und wurstelte verwirrt vor sich hin. Frau Schroth war fassungslos über den Zustand ihres Mannes. «Das ist eigentlich ein ganz friedlicher und lustiger Kerl, der tut keiner Fliege etwas zuleide!» In einer Mischung aus Entsetzen, Sorge und peinlichem Berührtsein saß sie neben seinem Bett, in dem Herr Schroth unruhig herumnestelte, sie erstaunt anguckte und immer wieder von «den Truppen» sprach. Frau Schroth ist das Ganze ein Rätsel.

«Ich weiß nicht, was er damit meint – vielleicht irgendwas aus dem Krieg, aber darüber spricht er nur selten.» Nach einer Stunde ging Frau Schroth resigniert nach Hause. Natürlich hat ihr der Vollbart erklärt, warum ihr Gatte so ausgerastet ist; richtig getröstet hat sie das freilich nicht. Immerhin gibt es aber eine Erklärung für sein Verhalten, und das scheint Frau Schroth vorerst ein wenig zu beruhigen.

Dann aber spitzt sich die Situation unerwartet zu. Das Licht im Zimmer ist gedämpft, und draußen ist es bereits dunkel. Die Bohnenstange kommt ins Zimmer, und Herr Schroth liegt schlafend auf dem Rücken. Als sich die Bohnenstange vorsichtig über ihn beugt und behutsam versucht, ihn zu wecken, schreckt Herr Schroth plötzlich hoch und schlägt der Bohnenstange mit voller Kraft seine Faust ins Gesicht. Die Bohnenstange taumelt durchs Zimmer, hält sich die Hände vor das Gesicht und hört Glöckchen und Vöglein. Herr Schroth brüllt «Hilfehilfehilfe!!!!!» Sofort ist Leben auf dem Flur, und die Eule geht just in dem Moment an dem Zimmer vorbei, als die Bohnenstange den heftigen Schwinger ins Gesicht bekommt.

«Scheiße!», ruft sie, rennt ins Zimmer, macht das Licht an

und gerät bedauerlicherweise ein paar Zentimeter zu dicht an das Bett von Herrn Schroth, der ihr einen ordentlichen Tritt gegen den Brustkorb versetzt. Im Taumel versucht sich die Eule noch am Kurvenwagen festzuhalten, und ihre freie Fahrt wird nur vom Körper des Vollbarts aufgehalten, der gerade mit dem Star zur Tür hereinkommt. Als ich hinzukomme, sieht die Bohnenstange bereits aus wie Donald Duck. Die Oberlippe ist geschwollen und blutet. Ängstlich prüft er, ob noch alle Zähne an ihrem Platz sind.

Herr Schroth ist noch immer außer Rand und Band und reißt sich den zentralvenösen Zugang aus der Halsvene und den Zugang aus dem Unterarm. Alles, was fremd ist, muss jetzt sofort weg. Erschüttert müssen wir zusehen, wie der Mann unsere Handlungsmöglichkeiten in Sekundenbruchteilen vernichtet. Er schlägt wild um sich, als sich die Eule mühsam aufrappelt und wieder zum Stehen kommt, er haut und tritt nach der Bohnenstange, der sich am Fußende des Bettes Richtung Waschbecken bewegt, um sich das Blut aus dem Gesicht und dem Mund zu spülen. Er hält erst inne, als der Vollbart seine Stimme erhebt; noch nie habe ich den Vollbart so brüllen hören. «Herr Schroth, was ist hier los?»

Stille. Herr Schroth guckt irritiert den Vollbart an – und brüllt «Hilfe!»

Die Bohnenstange wird aus dem Zimmer und in die Ambulanz geschickt. Nach diesem «Betriebsunfall» ist er für den Rest des Tages arbeitsunfähig und wird voraussichtlich nach Hause gehen. Andere fallen vom Kran oder werden vom Gabelstapler angefahren. Wir hingegen kriegen manchmal gehörig die Fresse poliert.

Trotz all der Scherereien geben wir nicht auf, Herrn Schroth zu helfen. Es muss in Windeseile ein venöser Zugang her, der in seine Armvene gestochen werden muss. Da er sich natürlich

wehren wird, brauchen wir mindestens vier Leute, um ihn festzuhalten. Die Bohnenstange fällt vorerst aus, die Eule hingegen
ist schon wieder ganz gut beieinander. Inzwischen ist der Star
hinzugekommen. Die anderen gucken aus ihren Zimmern und
rufen hektisch: «Ich komme gleich!»

Der Star zieht ein Schlafmedikament auf, der Vollbart bereitet
die Kanüle und den Zugang vor und die Eule, der Star und ich
werden Herrn Schroth festhalten. Wir ziehen uns Gummihandschuhe und Plastikschürzen an, weil überall Blut klebt. Zuerst
traut sich niemand so recht in die Nähe von Herrn Schroth,
der mit flackerndem Blick und mit immer heiserer werdender
Stimme um Hilfe ruft und uns alle genau im Blick behält. Dann
geht alles ganz schnell: Die Eule und ich springen mit raschen-
den Schürzen an sein Bett und packen jeweils einen Arm, Herr
Schroth brüllt uns dabei direkt in die Ohren und der Star wirft
sich quer über seine Beine, nachdem sie dem Vollbart die Kanüle
und die Spritze angereicht hat. Sie fängt auf einmal an zu lachen,
weil sie von den Beinen des Mannes hin und her geschaukelt
wird. Tatsächlich gelingt es dem Vollbart unter verbissener Konzentration, die Nadel in die Vene zu bugsieren. Schleunigst wird
eine Infusion angeschlossen, vorsichtig das Schlafmedikament
gespritzt, mittels Infusion hineingespült – und auf einmal
herrscht Ruhe. Wir lassen Herrn Schroth vorsichtig los, stehen
verschwitzt in unseren Plastikschürzen neben dem Bett und atmen allesamt geräuschvoll aus.

«Meine Fresse», rutscht es mir heraus, «was für ein Fight!»

Natürlich gibt es aber auch Menschen, die im Durchgangssyndrom ganz reizend und witzig sind. Frau Anzug muss auf der
Normalstation einen alten Mann reanimieren, der nach einer
knappen Minute die Augen wieder aufklappt und erstaunt um
sich blickt. Sein Blick bleibt an der Ärztin hängen, die im grü-

nen Kittel vor ihm steht und gerade Luft holt, um ihn anzusprechen. Er lächelt milde, guckt Frau Anzug an und sagt: «Sie sind so eine schöne Frau!»

Frau Anzug atmet geräuschvoll wieder aus; damit hat sie nicht gerechnet. Sie lächelt geschmeichelt und macht sich gemeinsam mit dem Patienten und dem Reanimationsteam auf den Weg auf die Intensivstation. Auf dem Flur kommt ihnen der Vollbart entgegen, der den Mann weiter betreuen wird. Der Vollbart tritt an das Bett und stellt sich seinem neuen Patienten vor. Aber auch ihm wird das gleiche Lächeln zuteil, das gleiche Kompliment: «Sie sind so eine schöne Frau!»

In diesem Moment beschließt Frau Anzug, dass es genau der richtige Augenblick ist, eine Rauchpause einzulegen.

Menschen entwickeln verblüffende Fähigkeiten, wenn sie sich bedroht fühlen und den Ort des Schreckens verlassen wollen. Wie Houdini, der Entfesselungskünstler, winden sie sich aus Bauchgurten, die sie am Verlassen des Bettes oder einem unnötigen Sturz hindern sollen. Sie stehen vor dem Bett, haben sich aus den EKG-Kabeln einen schicken Gürtel gebastelt, der das hinten offene Hemd sittsam zusammenhält, bedanken sich höflich «für all die Mühe» und versuchen die Station zu verlassen. Ohne Schuhe, ohne Zahnprothese, ungekämmt und komplett verwirrt. Frühmorgens kurz vor Dienstschluss verbrachten eine Kollegin und ich einmal eine nervenaufreibende halbe Stunde in der Eingangshalle des Klinikgebäudes, nachdem der Patient zielstrebig von der Intensivstation geeilt war, die ihm entgegenkommenden Putzfrauen freundlich grüßend. Weil er uns mit «Ich hau euch windelweich!» drohte und selbstverständlich auch sämtliche Zugänge entfernt hatte, blieben wir ihm zwar auf den Fersen, kamen ihm aber vorsichtshalber nicht allzu nah. Der diensthabende Arzt hatte mittlerweile die Polizei verständigt und beim sozialpsychiatrischen Notdienst um Rat gefragt. Bis diese eintrafen, saßen wir allerdings nutzlos in einer auf schick getrimmten Sitzecke, gemeinsam mit dem Bettflüchtling, der uns ignorierte. Ich fragte mich gerade, wie lange das alles noch dauern würde, war müde und ratlos angesichts dieser verwirrten «Fang-mich»-Spiele, als zwei Polizeibeamte die Halle betraten. Der eine war klein und stämmig, der andere lang und dünn und schaute so drein, als könnte er nicht bis drei zählen.

«Ich werde hier festgehalten», eröffnete der Patient die Verhandlung.

«Das ist auch richtig so», antwortete der kleine Polizist. Der Große verfolgte die Flugbahn eines Brummers in der Eingangshalle.

«Sie sind schwer krank, und wissen Sie», wurde der Kleine vertraulich, «ich bin schon die ganze Nacht auf den Beinen und die Krankenschwestern auch – meinen Sie, ich habe jetzt Lust, Sie davon abzuhalten, dass Sie im Bademantel zur Arbeit erscheinen? Wollen Sie nicht lieber noch die Visite abwarten? Jetzt machen Sie mal keine halben Sachen, das ist doch sonst nicht Ihre Art.» Ich hatte den Bullen unterschätzt, der machte seine Sache gar nicht schlecht. Der Mann zuckte mit den Schultern und willigte schließlich ein.

«Okay, aber wir nehmen den Fahrstuhl.» Als wir auf der Intensivstation eintrafen, wurden wir fröhlich von der bereits eingetroffenen Frühschicht begrüßt.

«Na, schon einen kleinen Spaziergang gemacht, die Krankengymnastin wird sich freuen, schon eine ganze Treppe gestiegen, nicht schlecht!», empfing der Giftzwerg den Ausreißer, der mittlerweile etwas trübe guckte, weil er so kurz vor der Freiheit war. Im Bademantel bei etwa zwei Grad über null hätte er dort vermutlich aber auch nicht allzu lange Freude gehabt.

Nach Diensten, in denen ich bei den Patienten keine einzige adäquate Reaktion erlebt habe, sondern nur Gebrüll, wirres Gebrabbel, Abwehr und Aggressionen, habe ich das dringende Bedürfnis, noch jemanden anzurufen oder noch irgendwo nach Dienstschluss einen Kaffee oder ein Bier zu mir zu nehmen, ganz einfach, um vor dem Schlafengehen einen zusammenhängenden Satz zu hören oder eine nachvollziehbare Reaktion auf was auch immer zu erleben. Zudem wirkt ein Durchgangssyndrom auch auf andere Patienten ansteckend: Kaum brüllt der Erste um Hilfe, macht sich Furcht bei den anderen breit. Man brüllt ja nicht umsonst. Sobald der Hilferuf verklungen ist, wird die Station nicht nur als bedrohlich empfunden, sondern auch als ernste Gefahr, gegen die man meint, sich mit aller verbleibenden Kraft zur Wehr setzen zu müssen. Und dann geht es richtig rund.

So manche Fluchtversuche sind jedoch auch von Erfolg gekrönt. Zwei Wochen lang war Herr Schroth letzten Endes auf der Intensivstation, immer wieder desorientiert. Er hatte seine Frau einmal kräftig am Arm gepackt, damit sie bei ihm bleibt, und sie damit erst recht verschreckt, hatte mit Bechern nach den Kollegen geworfen, um anschließend klaren Verstandes zu erklären, dass das sonst gar nicht seine Art sei und er auch nicht wüsste, was da gerade in ihn gefahren sei. Nachts schlief er mit pharmakologischer Hilfe, um tagsüber wieder in ein für alle Beteiligten verwirrendes Wechselbad aus Desorientierung und freundlicher Zugewandtheit zu verfallen. Schließlich wirkte er jedoch auf alle Beteiligten allmählich sortierter, und mit deutlicher Besserung dieses Zustands wagte man schließlich, ihn auf die Normalstation zu verlegen. Und da hatte Herr Schroth endgültig die Nase voll von klinischer Bevormundung: Er stand nachts auf, nahm seine Hose und seinen Pullover aus dem

Schrank, schlich sich, weil er seine Schuhe nicht auf Anhieb finden konnte, barfuß von der Station, enterte draußen vor der Tür das erstbeste Taxi, nannte dem Fahrer die Adresse und wies darauf hin, dass er Geld zu Hause habe, seine Frau würde ihn bereits erwarten. Also fuhren die beiden los. Zu Hause bezahlte Herr Schroth den Fahrer wie versprochen und verkündete seiner gleichermaßen irritierten und belustigten Ehefrau, dass er «da nie wieder hinwolle»!

Frau Schroth erschien am nächsten Morgen in der Klinik – ihr Mann frühstückte friedlich mit dem Sohn, der als verdeckter Aufpasser von der noch misstrauischen Frau alarmiert worden war – und ließ sich den Arztbrief sowie die notwendigen Tabletten für ihren Mann mitgeben. Soweit ich weiß, ist Herr Schroth zu Hause und freut sich seiner Gesundheit. Und seiner Freiheit, für die er so lange erfolgreich gekämpft hat.

DREI SCHICHTEN

■ Noch nie bin ich eine begeisterte Frühaufsteherin gewesen, und je länger ich im Schichtdienst tätig bin, umso schwerer fällt es mir, um halb fünf aus dem Bett zu steigen und frohen Mutes in den Arbeitsalltag zu starten. Meine Schlafstörungen machen mir mittlerweile so sehr zu schaffen, dass der Arbeitsbeginn um sechs Uhr früh einer Folter gleichkommt. Besonders schlimm ist es, wenn ich am Vorabend um zehn Uhr aus der Spätschicht gekommen bin, denn um auf mindestens fünf Stunden Schlaf zu kommen, müsste ich eigentlich sofort meine Zähne putzen, mich ins Bett legen und ohne vorher noch zu lesen das Licht löschen und – schlafen. Mein Körper und der Geist sind nach acht Stunden Arbeit immer noch völlig auf «Action!» geschaltet, sodass die notwendige innere Ruhe, die für das Einschlafen-können vonnöten ist, nicht sofort nach dem Betreten der Wohnung parat steht.

Und auch wenn ich einen freien Tag gehabt habe, schaffe ich es nicht, frühzeitig schlafen zu gehen. «Früh schlafen gehen» hieße etwa elf Uhr, und ich bin in den seltensten Fällen um elf Uhr abends müde. Logischerweise heißt das also, dass ich mich zur Müdigkeit zwingen muss, was die denkbar schlechteste Voraussetzung für eine erholsame Nacht ist, und in dem Wissen, dass mir nur fünf Stunden Schlaf vergönnt sein werden, fordere ich in einer beispiellosen Verbissenheit den notwendigen Ruhezustand ein, der so selbstverständlich nicht eintritt, vor allem wenn die Gedanken unablässig darum kreisen. Und so bin ich am Abend vor einem Frühdienst glockenwach, sobald mich die Dunkelheit umgibt. Es ist ein ekelhaftes Phänomen.

Vor mir liegen fünf Stunden Herumgewälze von links nach rechts und wieder zurück. In dieser Zeit male ich mir in den schillerndsten Farben aus, was in wenigen Stunden auf mich zukommen könnte, und so muss jeder Versuch, das Gehirn in eine Stand-by-Funktion zu bringen, scheitern. Die Vermutung liegt nahe, dass ich vor dem Frühdienst eine Tiefschlafphase von höchstens zehn Minuten habe, ansonsten döse ich vor mich hin, bin wach oder gucke auf die Uhr. Und eine Stunde, bevor ich aufstehen muss, schlafe ich richtig fest ein, so fest, dass der Ruf des Radioweckers mir vorkommt, als würde in meinem Zimmer direkt vor meinem Bett eine Band live spielen, die ich auf den Tod nicht ausstehen kann. Dann ist es endlich halb fünf, der Tag beginnt und es gibt so viel zu tun!

Wenn das Sprichwort «Morgenstund hat Gold im Mund» das Frühstück meint, dann gilt dieses auf gar keinen Fall für mich, denn schon beim bloßen Gedanken an Nahrungsaufnahme verschließt sich bei mir solide der Kehldeckel. Dabei wäre eine gute Basis im Hinblick auf die vor mir liegenden Anstrengungen durchaus von Bedeutung, die bereits in der Dusche anfangen, wo mir Shampoo in die Augen gerät und ich mir fünf Minuten später den kleinen Zeh am Türrahmen stoße. In der Küche verschütte ich den Kaffee, manchmal ist die Milch sauer und es schwimmen lauter eklige denaturierte Eiweißklümpchen im Kaffee umher. Alles, was schiefgehen kann, passiert zu dieser Unzeit!

Mit einem schalen Gefühl im Magen und Jahresringen unter den Augen, die jeden Botaniker begeistern würden, verlasse ich prinzipiell frustriert das Haus, und spätestens wenn ich auf dem Fahrrad sitze, habe ich das sichere Gefühl: Aus der Nummer kommst du jetzt nicht mehr heraus!

Im Sommer ist es schon hell, das kann mich manchmal kurzfristig aufbauen. Aber wehe, es ist herbstlich dunkel, kalt und regnerisch! Sofort macht sich eine fatale Mischung aus Depression und Bockigkeit in mir breit, die ihresgleichen sucht. Ich will sofort wieder in meine Wohnung, ich will nicht auf die Station, ich will einfach nicht! Aus diesem Grund ist die Notiz auf meinem Wunschdienstplan, den es glücklicherweise noch gibt, obligat: «Bitte nur einen Frühdienst!» Und zunehmend: «Bitte keinen Frühdienst!»

Beim Betreten der Umkleide ist meine Stimmung auf dem Tiefpunkt. Jetzt gibt es kein Zurück mehr, weil mich meine Kollegen bereits bemerkt haben. Mit kleinen, dicken Augen grinsen wir uns an; alle wissen um mein Unvermögen, dem Frühdienst irgendetwas Positives abzugewinnen, und quittieren dies höhnisch. «Na, du bist ja früh dran!» oder «Oh, machst du heute was für die Schichtzulage?»

Vor kurzem habe ich in der Umkleide ein schönes T-Shirt zu Gesicht bekommen: In großen Lettern war darauf «Der frühe Vogel kann mich mal!» gedruckt. Selten bin ich mit so offenkundiger Wahrheit konfrontiert worden!

Mein Erscheinen auf der Station ist ein von Häme begleiteter Spießroutenlauf und das Gefeixe in der Umkleide nur das Intro. Ich muss ein belustigendes Bild abgeben, zerzaust, zerknautscht und missgestimmt. Hundemüde hängen die Nachtschichtler in den Bürostühlen am Hauptarbeitsplatz und freuen sich auf den Feierabend. Es steht ein Glas mit ein paar Salzstangen herum, kleine Überreste der nächtlichen Nahrungszufuhr, die im Verlauf des Frühdienstes von den Kollegen als willkommener Snack weggeknuspert werden.

Wir sind zu sechst, und außer mir hatte niemand am Vortag Spätdienst. Überhaupt scheint den anderen der Arbeitsbeginn um diese Uhrzeit überhaupt nichts auszumachen; sie sind zwar müde, aber ansonsten gut gelaunt. Das vermittelt mir das Gefühl, dass sie alle völlig verrückt sein müssen.

Wir teilen uns in die verschiedenen Zimmer ein. Entscheidend ist, mit wem ich in einer Ecke arbeite: Habe ich zum Beispiel den Star oder den Giftzwerg als Nachbarinnen auf dem Flur? Gerade an solchen Tagen ist die Gefahr groß, mit lahmarschigen Nervensägen konfrontiert zu werden, die noch nicht einmal ihre eigenen Patienten in Schach halten können und außerstande sind, mir hilfreich unter die Arme zu greifen. Ein solches Los wäre zum Beispiel die Schnecke, die eigentlich ganz nett ist, aber mit zunehmendem Alter und Dienstjahren auf dem Buckel immer langsamer und begriffsstutziger wird und wahrscheinlich ebenfalls einfach nur müde ist. Auch ich fühle mich wie eine lahmarschige Nervensäge und bediene mich zur Rettung meiner selbst der Projektion, damit mir mein Selbstmitleid nicht gänzlich den Vormittag verdirbt und ich noch einigermaßen gut dabei wegkomme. Außerdem hat die Schnecke tatsächlich heute Dienst, und es kann sehr gut sein, dass ich ihre Hilfe brauche. Also: keine Unhöflichkeiten! Außerdem ist der Giftzwerg da; ich verspreche mir von ihrer Anwesenheit Aufmunterung und eine gewisse Grundgeschwindigkeit im Arbeitsablauf.

Ich betreue zwei Patienten: Frau Yildiz hat am Vortag eine Darmoperation gehabt. Als ich das Zimmer betrete, sehe ich eine kleine und rundliche Mittfünfzigerin, die zwar noch ein wenig blass um die Nase ist, ansonsten aber einen recht vitalen Eindruck macht. Ich frage sie, wie es ihr geht, und sie sagt: «Danke, gut, und Ihnen?»

Im ersten Moment bin ich verblüfft, dann antworte ich: «Na ja, es geht so.»

«Ist früh, was?», grinst sie, und ich nicke.

«Macht doch nichts», fügt sie hinzu, und ich finde sofort, dass Frau Yildiz die netteste Frau auf der ganzen Welt ist. Nur sie hat es bisher geschafft, ein Lächeln in mein Gesicht zu zaubern, zu dem ich um diese Uhrzeit kaum imstande bin. Ich bin froh, eine wache und sympathische Patientin zu betreuen, denn mit Sicherheit wirkt sich das begünstigend auf meine Stimmung aus.

Der zweite Patient ist Herr Schubert, der beatmet und reglos im Nachbarzimmer liegt und eigentlich schon viel wacher sein sollte. Seit drei Tagen sind sämtliche Narkosemedikamente abgesetzt und er bekommt lediglich Medikamente gegen die Schmerzen, aber er wird nicht wach. Ich weiß, dass man ihn heute noch in die Computertomografie fahren wird, um sicherzustellen, dass er nicht noch eine Hirnblutung oder einen Schlaganfall gehabt hat. Mir schwant, dass diese Gurkerei in meiner Schicht stattfinden wird, deshalb versuche ich tapfer zu sein und schleunigst mit meiner Arbeit anzufangen.

Durch die freundliche Begrüßung halbwegs motiviert, betrete ich das Zimmer von Frau Yildiz. Meine Aufgabe besteht darin, ihr beim Waschen behilflich zu sein, den Verband zu kontrollieren, Pflaster zu wechseln und ihr zu helfen, sich auf die Bettkante zu setzen, ohne dass sie sich in all dem Kabelsalat verheddert. Das ist ein einfacher Einstieg. Ich warne sie vor, dass ich jetzt das Licht anmache; Frau Yildiz blinzelt und ist froh, dass sie sich endlich ein bisschen frisch machen kann. Während sie ihr Gesicht eincremt, beziehe ich die Decke und das Kissen frisch, und wir unterhalten uns darüber, dass das Älterwerden eine kostspielige Angelegenheit ist, denn nicht zu Unrecht beklagt Frau Yildiz die horrenden Preise für einen Tiegel «Frischhaltecreme», wie sie diese Präparate zu nennen pflegt. Wir kichern beide einträchtig, und meine Müdigkeit ist wie weggeblasen. Frau Yildiz hat sich soeben den Oberkörper gewaschen, und gerade will ich ihr ein frisches Hemd anziehen, da geht die Schiebetür auf und zwei Chirurgen wollen ins Zimmer, um zu gucken, wie es der Frau geht. Ich stelle mich den beiden Männern in den Weg.

«Moment mal eben, Frau Yildiz hat gerade kein Hemd an.» Die Herren gucken konsterniert, ich mache die Tür zu und lasse die beiden davor stehen. Frau Yildiz zwinkert mir freundlich zu, und als sie das Hemd anhat, mache ich die Tür wieder auf.

«So, jetzt können Sie reinkommen.»

Ich ernte einen bornierten Seitenblick. Mir ist das egal. Ich kann es nicht leiden, wenn die ohnehin kaum vorhandene Intimsphäre der Patienten zugunsten einer ruckzuck durchgeführten Visite flöten geht. Die Chirurgen gucken sich den Bauch von Frau Yildiz an, erklären, dass alles gutgegangen ist, dass sie heute Vormittag auf die Normalstation verlegt wird, und gehen wieder. Frau Yildiz strahlt: «Ich habe so ein großes Glück!» Und ich finde das schön, denn so oft höre ich das Patienten nicht sagen. Eigentlich sprechen die Menschen nicht von Glück, solange sie sich noch auf der Intensivstation befinden; sie sind eher erleichtert. So etwas wie Glücksempfinden kommt meistens kurz vor der Verlegung auf die Normalstation, wenn ihnen klar wird, dass das Schlimmste überstanden ist.

Ich helfe Frau Yildiz auf die Bettkante, und plötzlich wird sie etwas fahl um die Nase. «Mir ist schwindelig», flüstert sie, und ich helfe ihr, sich wieder hinzulegen.

«Jetzt habe ich Pech», lächelt Frau Yildiz matt, und wir müssen beide wieder grinsen. Ein kurzer Blick auf die Uhr gemahnt mich zur Eile, und nachdem mir Frau Yildiz versichert hat, dass es ihr wieder besser geht und sie bequem liegt, flitze ich kurz ins Nachbarzimmer hinüber zu Herrn Schubert, der nun eine stattliche Anzahl Medikamente bekommt. Die meisten muss ich nur aufziehen und in die Zuleitungen spritzen, aber ich schneide mir in meiner Tranigkeit beim Abbrechen einer Glasampulle in die Finger. Obwohl es nur ein winziger Schnitt ist, brennt es wie Feuer, wenn Desinfektionsmittel darankommt.

Die wenigen Tabletten, die Herr Schubert bekommt, muss ich

kleinmörsern und mit etwas Wasser vermengt in die Magensonde geben. Hinzu kommen außerdem noch zwei Sorten Antibiotika, die sich als Trockensubstanz in kleinen Glasfläschchen befinden und mit Kochsalz zu einer Infusionslösung verarbeitet werden müssen. All das muss danach auf dem riesigen Kurvenblatt abgehakt werden, dazu kommen noch die Beatmungsparameter, der Blutdruck, die Herzfrequenz und die Urinausscheidung. Zu jeder vollen Stunde müssen all diese Werte notiert und zum Ende der Schicht noch der Pflegebericht geschrieben werden. Da kommt man schon mal etwas ins Schleudern, wenn viel los ist. Nachdem ich die Pupillen von Herrn Schubert kontrolliert habe, gehe ich zurück zu Frau Yildiz, die nach der ganzen Anstrengung eingenickt ist. Auch sie bekommt ein Antibiotikum, und damit bin ich schnell fertig; auch sind die Kurveneintragungen nicht ganz so umfassend wie bei Herrn Schubert.

Auf dem Flur kommt mir ein Riesentross Ärztinnen und Ärzte entgegen; die Visite hat soeben begonnen. Als ich gerade denke, dass jetzt ein Frühstück gut wäre, kommt mir der Vollbart entgegen: «Moin! Herr Schubert muss gleich ins CT, ich melde ihn mal eben dort an, okay?»

Ich ahnte es bereits und verberge meine mäßige Begeisterung erfolgreich, als der Vollbart mich fragt, ob ich es ermöglichen kann, Herrn Schubert innerhalb von zehn Minuten transportfertig zu machen. Für den Transport ins CT muss ich den Patienten an das Transportgerät anschließen, an dem sich ein Beatmungsgerät, Spritzenpumpen und jeweils eine Sauerstoff- und eine Druckluftflasche befinden. Mein akuter Hunger gerät in all dem Aktionismus zur Nebensache, und so beiße ich auf dem Weg zum Transportgerät eher nebenher in meinen Apfel, lege ihn angebissen auf einen Teller in der strategisch günstig liegenden Stationsküche, gehe kauend die schwere Kiste holen, fahre sie in das Zimmer von Herrn Schubert, beiße nochmal in den

Apfel und beginne dann, die Spritzen umzustecken, das Beatmungsgerät einzustellen, und erst als ich die Decke, auf der Herr Schubert gelagert wird, herausziehe, sehe ich, dass der Mann in großem Stil abgeführt hat. Herrje!

Ich hole tief Luft und esse schnell meinen Apfel auf. Dann informiere ich den Vollbart, dass ich den Patienten erst mal waschen müsse und dass ich das nun nicht innerhalb von zehn Minuten schaffe. Der knappe Zeitplan vom Vollbart droht somit aus dem Ruder zu laufen, und wir gucken uns genervt an. Er weiß natürlich, dass ich Herrn Schubert unmöglich in seinen Exkrementen liegen lassen kann, nur weil er es eilig hat, und so versucht der Vollbart einen späteren Termin für die Untersuchung zu organisieren.

Mein Ziel ist nun, schnell und effizient voranzukommen, was in etwa heißt: saubermachen, frisches Laken, fertig. Mir schwappt jedoch zuerst das Waschwasser aus der metallenen Waschschüssel, und ich muss es schnell aufwischen, bevor jemand ausrutscht. Zeitgleich kommt der Vollbart mit dem Telefon am Ohr um die Ecke.

«Schaffen wir das in einer halben Stunde?»

Ich nicke matt.

Sehr zu meinem Leidwesen hat der Giftzwerg gerade mit zwei alten Herren zu tun, denen sie beim Waschen assistiert, aber die Schnecke hat Zeit und ist tatsächlich relativ zügig da, um mir beim Waschen von Herrn Schubert zu helfen. Sie dreht den Mann auf die rechte Seite, und ich erblicke nun das Ausmaß der zu bewältigenden Reinigungsprozedur. Es ist der wahre Pflege-Klassiker – «Vom Hacken bis zum Nacken». Die Schnecke kann sich ein Grinsen nicht verkneifen.

Mittlerweile hat sich die Visite vor dem Zimmer eingefunden. Alle bleiben vor der Tür stehen und ich höre nur «… gleich ins CT … weiterhin nicht adäquat kontaktierbar …», und dann gehen sie weiter. Ich beneide sie darum, nicht zwingend in das Zimmer kommen zu müssen, denn es stinkt bemerkenswert. Allmählich habe ich die Lage auf meiner Seite im Griff, alles ist sauber. Schnell ziehe ich das frische Laken ein und drehe Herrn Schubert zu mir herüber, damit die Schnecke im Schneckentempo den Rest wegwischen kann, was in etwa so abläuft: Wischen. Gucken. Wischen. Nochmal genau gucken. «Die Haut ist da etwas gerötet», teilt sie mir mit. Sie wischt und guckt nochmal. Leise klackt der Uhrzeiger weiter. In zehn Minuten müssen wir im CT sein. «Ich mach da mal dieses Hautschutzspray rauf», kündigt die Schnecke an, findet aber nichts davon auf der Konsole über dem Waschbecken und geht aus dem Zimmer. Ich stehe mit Herrn Schubert da, versuche über seinen Rücken angelnd an das frische Laken zu kommen und ziehe es unter seinem Rücken hervor. Die Schnecke kommt wieder, sprüht Herrn Schubert den Hautschutz auf das Gesäß und zieht das Laken straff. Während der ganzen Aktion hat Herr Schubert immerhin einmal kurz geblinzelt. Ich finde es eigentlich schlimm, dass ich für Herrn Schubert an sich gar keine Zeit hatte, weil die Waschaktion in einem solchen Tempo durchgeführt werden musste.

Fertig, noch fünf Minuten bis zur Abfahrt! Ich hänge die ganzen Spritzen wieder um auf das Transportgerät. Im Prinzip könnten wir los. Nur – wo ist der Vollbart? Der muss mit, ohne Arztbegleitung geht es nicht, zumal ich das Trumm von Transporteinheit höchstens eine kurze Strecke alleine schieben könnte, krachen würde es dann bei der ersten Kurve. Als ich ihn gerade anrufen will, kommt er schon um die Ecke und verdreht die Augen gen Himmel: «Die haben eben angerufen, das CT ist kaputt, das geht jetzt erst heute Nachmittag!»

«Super», sage ich und atme aus. Das darf nicht wahr sein: Ich reinige in einem Affenzahn einen Patienten von einer ansehnlichen Menge Stuhlgang, nach höchstens drei Stunden nachvollziehbarem Schlaf und zu einer Uhrzeit, zu der ich normalerweise noch gar nicht ansprechbar bin – und dann war die ganze Eile für die Katz! Einen Vorteil aber hat das Ganze: Ich kann endlich frühstücken! Meine Laune ist auf einmal richtig gut, denn schlagartig liege ich gut im Rennen. Weil Herr Schubert schon so gut wie gewaschen ist, muss ich nur noch die Mundpflege machen und hoffe, dass ich ihn vielleicht dazu bringen kann, Kontakt zur Außenwelt herzustellen.

Ich will mich gerade auf den Weg in die Stationsküche machen, als mir zwei Kolleginnen von der Normalstation entgegenkommen. «Hi, wir wollen Frau Yildiz abholen!»

Super, Frau Yildiz wird sich freuen! In Sekundenschnelle befreie ich sie von all ihren Kabeln und der Blutdruckmanschette, rattere die ganze Krankengeschichte nebst OP-Befund herunter, hefte nebenbei alle Zettel ab und bleibe sogar cool, als die Kollegin nicht gerade leise fragt: «Kann die deutsch?» Deutschdeutschdeutsch! «Ja», sage ich, «akzentfrei!»

Frau Yildiz und ich geben uns die Hand, sie bedankt sich «für den heiteren Morgen» und winkt mir zu, als die Kolleginnen sie über den Flur fahren. Ich winke zurück – dann ist das Zimmer wieder leer. Der Nächste bitte.

Der restliche Dienst geht zu meinen Gunsten geordnet über die Bühne. Tatsächlich gelingt es mir, Herrn Schubert ein bisschen ins Leben zu locken, er öffnet die Augen, als ich ihn rasiere und sein Gesicht mit dem Aftershave einreibe. Ich stelle das Kopfteil so ein, dass Herr Schubert sich in einer sitzenden Position befindet, lege Kissen unter seine Arme und schiebe das Bett so, dass sein Gesicht zum Fenster gerichtet ist. Hoffentlich hat er die Kraft, seinen Blick dorthin zu wenden.

Erleichtert, diesen Tag hinter mich gebracht zu haben, radele ich nach Hause, um dort auf dem Sofa einzuschlafen …

Wahre Frühdienst-Fans wie die Bohnenstange oder der Giftzwerg finden es großartig, noch so viel vom Tag zu haben. Man habe auch viel mehr Zeit für die Kinder, sagen die Eltern, und da haben sie sicher recht. Ich aber muss mich fragen: Von was für einem Tag?

Nicht ganz so schlimm hingegen sind Spätdienste. Sie beginnen um ein Uhr mittags und werden somit auch meinem Biorhythmus gerechter. Es gibt eine solche Vielzahl an Kollegen, die lieber früh als spät arbeiten, sodass ich ohne Probleme fast ausschließlich Spät- und Nachtdienste mache. Ich bekomme zwar keine Schichtzulage, wenn ich auf Frühdienste verzichte, investiere diesen Preis gerne für mein Seelenheil. Bei einer glücklich unverheirateten Frau wie mir mit einer Teilzeitstelle ist die Schichtzulage ohnehin auf einem Niveau angesiedelt, mit dem man zu zweit Pizza essen und danach noch ins Kino gehen kann. Vielleicht ist es töricht, auf dieses Zubrot zu verzichten, andererseits kann man als Fachkrankenschwester und nach vielen Dienstjahren im Drei-Schichten-Betrieb ohnedies mehr erwarten als zwei Pizzen und Kino. Mir ist das In-Schach-Halten meiner signifikanten Schlafstörungen mittlerweile wichtiger geworden, und trotz des zeitweiligen Verzichts auf die Schichtzulage kann ich auch immer noch Pizza essen gehen. Die Entscheidung für mehr Hedonismus und weniger Besitztum scheint mir der richtige Weg zu sein.

Selbstverständlich ist auch ein Spätdienst kein Urlaub auf dem Ponyhof, besonders wenn es sich um den fünften in Folge handelt. Auch hier droht das Sozialleben auf der Strecke zu bleiben, denn den wenigsten meiner Freunde ist es möglich, sich noch abends um halb zehn in der Kneipe zu treffen, außer es ist Freitagabend. Habe ich jedoch die fünf Dienste hinter mich gebracht, winken einige freie Tage zur Belohnung.

Trotzdem stellt sich bei einer Reihe solcher Dienste das Tretmühlengefühl recht zügig ein, besonders wenn schon der erste Tag hektisch und chaotisch abläuft. Die Einschätzung, dass daraus eine Serie wird, ist durchaus realistisch. Trotzdem sehe ich eine Reihe von Spätdiensten eher sportlich als nur einen Frühdienst und bin sehr zufrieden, wenn ich es geschafft habe. Euphorisch pfeffere ich dann meine Schuhe in das Fach unter dem Spind und verlasse pfeifend das Klinikgelände …

Herr Rot wurde vor drei Tagen auf einem Sportplatz reanimiert. Seine Sportkollegen haben sich nach anfänglichem Zögern viel Mühe gegeben, womöglich war jedoch das anfängliche Zögern das Quäntchen Zeitverzug zu viel. Obwohl die Narkosemedikamente bereits vor zwei Tagen abgesetzt wurden, wacht Herr Rot nicht so auf, wie wir es uns für ihn wünschen. Eine Art «Wachheit» zeigt sich uns lediglich durch eigentümliche Zuckungen in seinem Gesicht, was symptomatisch für eine Hirnschädigung sein könnte. Nach einer Untersuchung in der Computertomografie bestätigt sich, dass das Gehirn von Herrn Rot geschwollen ist, sodass die Narkose wieder vertieft wird und der Kopf des Patienten auf gar keinen Fall flach gelagert werden darf, um die Schwellung nicht noch zu verstärken.

Leider macht sich eine Komplikation nach der nächsten wichtig, und das Schicksal nimmt seinen Lauf. Zuallererst geben Herrn Rots Nieren ihre Tätigkeit auf, dann die Leber, und kurz vor Feierabend steht die Eule auf dem Stationsflur und zieht einen weiteren dicken Hasen aus dem Hut: «Ihr müsst euch alle frische Klamotten anziehen und Herrn Rot isolieren. Der hat leider einen MRSA!»

Ein MRSA ist ein resistenter Keim, der ungünstigstenfalls auf gar kein Antibiotikum reagiert. Es ist eine wahre Katastrophe, die ganze Stationen und Pflegeheime heimsucht, und wie groß die «Durchseuchung» der Bevölkerung wirklich ist, bleibt fraglich. Um eine urbane Verteilung auf der gesamten Station zu vermeiden, dürfen nun alle nur noch mit Schutzkittel, Haube, Mundschutz und Handschuhen in das Zimmer. Und das heißt auch, dass ich nicht einfach aus dem Zimmer laufen kann, wenn ich etwas vergessen habe. Ich muss rufen, und wenn alle anderen in ihren Zimmern verschwunden sind, hören sie mich schlecht bis gar nicht. So stehe ich also in meiner albernen Verkleidung schwitzend im Türrahmen und muss irgendwann brüllen – oder alles wieder aus- und später wieder alles frisch anziehen. All das erinnert mich an ein beliebtes Spiel auf Kindergeburtstagen: das Schokoladenwettessen, bei dem man reihum würfelt. Und wer eine Sechs hat, zieht ganz schnell Handschuhe und eine Pudelmütze über und versucht mit Messer und Gabel eine in mehrere Schichten Papier und Paketschnüre eingewickelte Schokoladentafel auszupacken. Die anderen würfeln derweil weiter und haben natürlich auch mal eine Sechs – und so reißt man sich ständig Mütze und Handschuhe ab und kommt und kommt nicht an die verdammte Schokolade …

Auch den Angehörigen bleibt diese Vermummungsaktion leider nicht erspart. Die meisten reagieren entsetzt darauf, weil sie das Problem mit resistenten Keimen in den Medien bereits verfolgt haben und sich große Sorgen machen. Manche entledigen sich trotz umfassender Erklärung nach und nach dieser lästigen Kluft, ziehen die Handschuhe aus, nehmen die Haube ab oder stehen im kompletten Ornat auf dem Flur und lehnen sich lässig an den Tresen des Hauptarbeitsplatzes, weil sie «mal eben was fragen» wollen. So kann man gleich rennen und den Putzwagen holen, um den Tresen zu desinfizieren.

Nein, die Pflege im Isolierzimmer zu organisieren ist kein Spaß.

Als ich anderntags die Station betrete, ist das Wägelchen mit

den ganzen Schutzklamotten jedoch weg, und bis auf zwei Putzfrauen, die komplett vermummt und schwitzend vom Boden
bis zur Decke den ganzen Raum putzen, ist das Zimmer leer.
Alle Einrichtungsgegenstände liegen fein säuberlich auseinan-
dergebaut und nass vom Desinfektionsmittel zum Trocknen auf
der Fensterbank.

Ich bin in Sorge: Ist Herr Rot etwa gestorben?

Doch zum Glück liegt er nun in einem Einzelzimmer. Es
sieht so aus, als hätte ich so lange Leerlauf, bis die Einzelteile
auf der Fensterbank getrocknet sind. Dann muss ich puzzeln
und die Schubladen mit Spritzen, Verbandmaterial und Mund-
pflegeartikeln und dergleichen mehr auffüllen.

Der Star betreut Herrn Rot, und in der Schutzbekleidung
schwitzt sie wie der Teufel in der Hölle, denn obwohl draußen
sonniger Frühsommer herrscht, ist die Klimaanlage augenscheinlich noch auf Winter eingestellt. Aber auch sonst scheint
alles im Zimmer auf «Hölle» geeicht zu sein: Der Hämofilter
hat den Geist aufgegeben, im Rahmen des Leberversagens von
Herrn Rot quittiert auch die Blutgerinnung ihren Dienst, sodass
der Patient aus allen Knopflöchern blutet, sein Kreislauf ist instabil und sein Herz schlägt unregelmäßig – Herr Rot ist Mitte
dreißig, und so wie es aussieht, wird Herr Rot mit Mitte dreißig
sterben.

Es ist ein unheimliches Gefühl, wenn etwa gleichaltrige Menschen dem Tod näher sind als dem Leben. Die Bohnenstange
hat mal gesagt, die Einschläge kämen näher, und genau so fühlt
es sich auch an: erschütternd.

Um das zu überwinden, ist ein gemeinsamer Kneipenbesuch
nach Dienstschluss unumgänglich.

Die Tatsache, dass im Nachbarzimmer noch zwei ältere Herren liegen, die ebenfalls vom Star versorgt werden sollen, lässt
diesen Dienst schon eine halbe Stunde nach Beginn zu einer

Tortur werden, denn der Star kommt überhaupt nicht aus dem Zimmer von Herrn Rot heraus. Ich kümmere mich um die beiden Männer, die beide am Vortag ihre Bypässe bekommen haben und noch «ein bisschen schwach auf der Brust» sind, wie mir einer der beiden zu verstehen gibt. Beide müssen Atemtraining machen, was sie zwar anstrengend finden, sich aber große Mühe geben. Ich verteile Medikamente, notiere alle Werte auf der Kurve, und dann höre ich den Star nach einem neuen Hämofilter rufen. Gerade habe ich die ganzen Schlauchsegmente und die Filterkartusche aus dem Lager geholt, als jemand aus der Ecke mit den frisch operierten Herzpatienten «Anästhesie, sofort!!!» brüllt, und so schmeiße ich meinen Kram auf den Tisch, zerre den Notfallwagen mit den Medikamenten aus der Ecke und jogge im lässigen Aufwärmtempo zum Ort des Geschehens. Ich hoffe, der Tag geht schnell vorüber. Die Krux dabei: Er hat gerade erst angefangen.

In der Tat wird der Nachmittag immer turbulenter, nirgendwo herrscht Ruhe und Ordnung, und mittendrin stehen die irritierten Angehörigen, die die ganze Hektik zwar erfassen, aber auf Informationsgespräche mit uns oder den Ärzten verzichten müssen. Sie bekommen von uns mehr Fahrtwind mit als Gesicht. Selbst die Visite geht nicht ungestört über die Bühne; ständig rennt irgendwer irgendwohin, und kaum hat es sich in einer Ecke etwas beruhigt, geht es in der nächsten rund. Alle schwitzen, alles wird irgendwie angefangen und muss sofort wieder liegen gelassen werden, weil noch etwas viel Akuteres dazwischenkommt. Es ist schwerlich möglich, den Überblick zu behalten. Die Türklingel geht unaufhörlich, das Telefon klingelt ohne Unterlass, Kollegen rufen, und mit der Zeit kommen einem die Signale zunehmend hämischer vor, denn sie verdeutlichen: «Du bist zu langsam!» Ein solcher Dienst ist nicht nur eine immense Herausforderung, er bietet auch eine Vielzahl von

Gefahren, denn in all der Eile lässt die Aufmerksamkeit nach, sodass man sich die Kanüle beim hektischen Aufziehen von Notfallmedikamenten in die Finger sticht oder jemandem versehentlich die fahrbare Beatmungseinheit über die Füße fährt. Die Nerven sind zum Zerreißen gespannt, der Geduldsfaden deutlich überstrapaziert, und ab einem gewissen Zeitpunkt ist kaum mehr jemand imstande, sortiert und umsichtig zu handeln, sodass es sich anfühlt, als würden sich sechs total verschiedene Charaktere ein Gehirn teilen.

Nachdem ich zweieinhalb Stunden später bereits den zweiten Filter für den Star aufgebaut habe, der erste Herzpatient zurück in den OP gefahren wurde, auf dessen Bett Frau Anzug kniend bei voller Fahrt die Druckmassage fortführte und gleichzeitig wie angewurzelt mitten im Weg stehende Angehörige anbrüllte – «Aus dem Weg!!!! Sofort!!!» –, muss ich erkennen, dass das erst der Anpfiff zum großen Tumult war: Zwei weitere Patienten müssen reanimiert werden, und einer der beiden Herren, die vom Star und mir im Wechsel betreut werden, hat plötzlich, von dem Getöse verwirrt, sein Bett verlassen und sich furchtbar in all den Kabeln verheddert. Nachdem ich dem Mann ins Bett zurückgeholfen und ihm ein Malzbier kredenzt habe, renne ich sofort wieder hinaus und helfe den reanimierenden Kollegen beim Medikamenteaufziehen und bereite eine stattliche Anzahl Spritzen für eine ausreichende Bevorratung vor. Und während ich sie mit Präparatenamen, Datum und Uhrzeit beschrifte, fällt mir blitzartig und siedendheiß ein: Mein Zimmer! Da steht und liegt noch alles genauso herum wie zu Beginn der Schicht!

Auf dem Flur kommt mir völlig verschwitzt und erledigt der Star entgegen und leert eine Flasche Wasser fast komplett in einem Zug.

«Ich muss unbedingt mal raus und eine rauchen», fleht sie,

und ich schiebe die Ärmste Richtung Tür, wo sie fast mit der Eule zusammenprallt, die zu einem Notfall in der Ambulanz rennt.

Das Chaos im Hinterkopf und die Alarmtöne im Ohr, gehe ich in mein Zimmer und weiß nicht, wo ich zuerst anfangen soll. Zumindest ist es deutlich ruhiger hier, die Geräuschkulisse vom Flur ist etwas gedämpft, was sich fast ein bisschen erholsam ausnimmt. Prompt fällt mir scheppernd die Halterung für das Händedesinfektionsmittel aus den Händen, und ich bin plötzlich schrecklich müde und froh, dass ich mich hier einen Moment zurückziehen kann. Ich fülle Spritzen in Schubladen, sortiere Verbandmaterial, Pflaster und EKG-Elektroden, als auf einmal der Giftzwerg atemlos im Türrahmen steht und grinsend sagt: «In der Ambulanz ist ein reanimierter Patient im kardiogenen Schock, der kommt erst mal ins Herzkatheterlabor, und wenn der nicht gleich von da aus in den OP kommt, dann muss der hierhin!» So schnell, wie der Giftzwerg aufgetaucht ist, ist sie auch schon wieder weg, um ein Bett zu organisieren und es mit der Beatmungseinheit ins Katheterlabor zu fahren. Falls der Patient sofort in den OP gebracht wird, kommt er erst im Nachtdienst auf unsere Station, und wenn nicht, dann trägt er noch im Spätdienst zum allgegenwärtigen Chaos bei und komplettiert das Bild einer aus den Fugen geratenen Intensivstation.

Als ich kurz in das Gerätelager verschwinden will, um ein Einzelteil für das Absauggerät zu holen, springt mir eine fremde Frau förmlich vor die Füße. Ungeachtet der Eile, die mir sicherlich ins Gesicht geschrieben steht, schwappt es sofort hektisch aus ihr heraus: «Schwester!Ichbrauchedringendeinebescheinigungfürmeinenmannwirhabeneinekreuzfahrtgebuchtunddiekönnenwirjanungarnichtmachenunddafürbraucheichdiebescheinigungdamitunsderveranstalterdasgeldzurückgibt!»

Obwohl all das nicht unbedingt nach einem Notfall klingt, ist die Frau nicht zu bremsen. Sie holt noch einmal tief Luft, bevor

sie die nächste Attacke startet: «… unddannwollteichnochden-
arztsprechenmeinmannhatjaimmernochfieberundkeiner-
kommtundsogehtdasjanunauchnichtunddiebescheinigungist-
wichtigdasistjateuersoeinekreuzfahrtquerdurchsmittelmeer …»

«So», würge ich sie ab und hole auch mal tief Luft, «ich komme sofort zu Ihnen, aber vorher muss ich …»

Die Frau keift dazwischen: «Ich warte jetzt schon eine Stunde
auf den Arzt und keiner kommt, der Pfleger ist auch ständig
weg, unmöglich!»

In mir beginnt ein kleines Feuer zu brodeln, das ich noch,
wenn auch unter größter Mühe, im Zaum halten kann. Jetzt
bloß nicht unhöflich werden! Ich bemühe mich, freundlich zu
klingen, als ich der zu Recht aufgeregten Frau versuche, die Lage
zu erklären. «Hier ist seit Stunden der Teufel los, wir haben
einen Notfall nach dem anderen, und Notfälle haben Vorrang.
Momentan hat niemand Zeit für Kreuzfahrtbescheinigungen,
ich schreibe das sofort auf einen Zettel und hefte ihn als Notiz
an die Kurve, dann können Sie die Bescheinigung spätestens
morgen mitnehmen, einverstanden?»

«Aber das Schiff fährt doch morgen!», gerät die Dame zuse-
hends in Panik. Und dann kommt sie erst heute damit an und
hält mich inmitten dieses Trubels auf? Ich bin sprachlos und
weiß nun, dass ich die Dame nicht mehr loswerde, außer ich
erfülle sofort ihren Wunsch. Also laufe ich mit einem knappen
«Warten Sie mal!» zum Hauptarbeitsplatz. Es ist ein klassischer
Fall von Überforderung, wenn es irgendwann nicht mehr gelingt, Prioritäten zu setzen, und man sich von solchen Peanuts
in die Irre leiten lässt. Hektisch suche ich diesen vermaledeiten
Bescheinigungsvordruck, den ich natürlich nicht sofort finde.
Ich könnte das ganze Zettelregal auseinanderreißen und durch
die Gegend werfen, besonders, weil die Tante mir auch noch
hinterhergedackelt kommt und in extenso erörtert, warum ihr

das nun in den letzten Tagen entfallen war, ja, ja, ja, schon gut, selbstverständlich hat die freundliche Schwester auch dafür Verständnis, ach, die schöne Kreuzfahrt, scheiß doch drauf, wo ist denn jetzt dieser drecksverdammte Vordruck, « … aber wenn er wieder gesund ist, dann holen wir das nach …» Schnauze!

«Dein Patient kommt gleich», ruft der Giftzwerg um die Ecke, «ziemlich instabil, wenn die oben im OP fertig sind, ist er als Nächster dran, Erythrozytenkonzentrate sind bestellt, ich helf dir beim Anschließen.» Und sie rennt weiter in mein Zimmer. Ich habe just den Vordruck gefunden, knalle den Klinikstempel darauf und kritzele eine Notiz auf ein Zettelchen – «Bitte ausfüllen!» –, renne an der Frau vorbei in das Zimmer des Mannes, der nun die Kreuzfahrt verpasst, und von da aus weiter Richtung Gerätelager, das Absaugdingsbums holen. Und schon kommt mir die Eule mit dem beatmeten Patienten entgegen. Wir schließen den Mann an das Beatmungsgerät an, spannen die Medikamente in die Spritzenpumpen ein und beäugen argwöhnisch den Monitor – Herzrhythmusstörungen übelster Art präsentieren sich uns. Die Eule ist auch schon völlig erledigt; alle sind völlig erledigt. Ich will Schokolade! Ohne zu würfeln!

Am PC fordere ich die Laborwerte an, die wir für die Operation brauchen. Auch der Star hängt völlig in den Seilen, lehnt ihren Kopf an meine Schulter, linst gestresst zur Uhr und seufzt: «Noch dreißig Minuten, dann ist Feierabend!»

Das ist der schönste Satz, den ich heute gehört habe. Die Bilanz dieses Tages: ein Toter, zwei schwerstkranke Menschen, bei denen noch niemand sagen kann, wie sich all das in den nächsten vierundzwanzig Stunden entwickeln wird, und mindestens zehn Männer und Frauen, die notdürftig versorgt wurden. Die Gesamtlaufstrecke der einzelnen Kollegen dürfte etwa zehn Kilometer betragen haben, der Wasserverlust mehrere Liter, und das Denkvermögen ist auf dem Niveau einer Amöbe.

Trotzdem finden der Star und ich die Kneipe wieder, um uns einen riesigen Thunfischsalat mit Oliven einzuverleiben und diesen mit zwei großen Weizen hinunterzuspülen. Am nächsten Tag erfahren wir, dass Herr Rot am Vormittag gestorben ist, genau wie meine letzte Neuaufnahme kurz vor Feierabend.

In einer amerikanischen Studie ließen Forscher ihre Probanden in einer längerfristigen Versuchsreihe mehrere Tage lang nur vier Stunden schlafen. Das Ergebnis: Ein regelmäßiges Schlafdefizit lässt uns schneller altern. Der Cortisolspiegel, ein Hormon der Nebennierenrinde, stieg an, und die Glucosetoleranz verschlechterte sich. Dadurch, dass sich das Gehirn zu sonst normaler Schlafenszeit permanent im Bereitschaftsmodus befindet, kommt es außerdem zu erheblichen Blutdruckschwankungen und sogar Herzrhythmusstörungen. Und nachdem mir eine Kollegin von einer Untersuchung erzählte, der zufolge Schichtarbeiter im Durchschnitt zehn Jahre weniger leben als die Menschen mit den «nine-to-five»-Jobs, finde ich mehr und mehr Gefallen an der Idee, entsprechend zehn Jahre früher in die Rente zu gehen. Die Frage, ob ich mir das leisten kann, ist ohne ein leises Zögern zu verneinen. Nachtdienste sind also mit Vorsicht zu genießen.

Der «perfekte» Nachtdienst ist ruhig und bietet hie und da etwas zu tun, was hübsch der Reihe nach weggearbeitet werden kann. Eine gute Mischung besteht zum einen aus Ruhe zum Lesen oder für Gespräche und andererseits aus regelmäßigen Umlagerungen der beatmeten Patienten, Mundpflege oder Auseinandersetzungen mit verwirrten Männern oder Frauen. So kippt man nicht spätestens um zwei Uhr todmüde vom Stuhl. Und manchmal lässt sich ab einer bestimmten Uhrzeit nicht mehr unterscheiden, wer verwirrter ist: wir oder doch die Patienten?

Wirklich ruhige Nachtdienste sind allerdings mittlerweile so selten wie eine Zugfahrt ohne Anschlussschwierigkeiten. Seitdem kluge Verwaltungsstrategen überschlagen haben, dass es rein rechnerisch möglich ist, noch mehr Patienten mit der gleichen Personalanzahl zu versorgen, ist es vor der Fahrt zum Nachtdienst sinnvoll, zu überlegen, ob man tatsächlich auch noch ein Buch mitschleppt. Menschen mit schweren Vorerkrankungen wie Diabetes, Nierenfunktionsstörungen oder einem Körpergewicht von 120 Kilogramm bei einer Körpergröße von knapp 165 Zentimetern unterziehen sich einer komplizierten Herzoperation und bieten schwerwiegende Komplikationen wie Wundheilungsstörungen durch den Diabetes, Lungenprobleme, weil ihr Körperumfang sie beim Atmen und bei der Mobilisierung behindert, oder ein Nierenversagen. Die Verweildauer auf der Intensivstation ist so oftmals länger als geplant, denn nach einem komplikationslosen Verlauf werden die Herzpatienten bereits am nächsten Tag nach der OP wieder auf die Normalstation zurückverlegt. So platzt die Station also immer öfter aus den Nähten, sodass wir oft froh sind, dem Frühdienst eine halbwegs aufgeräumte Station übergeben zu können.

Ich sitze am Arbeitsplatz und schreibe die 24-Stunden-Kurve für den nächsten Tag vor. Die Kurvenführung beginnt ab sechs Uhr morgens, endet um sechs Uhr morgens des nächsten Tages und ist auseinandergefaltet etwa so groß wie ein Kleinkind. In die Kurve werden mindestens einmal stündlich die Vitalzeichen der Patienten eingetragen, die Ärzte schreiben dort Röntgenbefunde, Auffälligkeiten aus dem Labor und ihre Untersuchungsergebnisse auf. Des Weiteren werden dort sämtliche Medikamente notiert, was, wann, wie viel, Infusionslösungen, die Urinausscheidung pro Stunde und dergleichen mehr.

In der Ecke sitzen der Giftzwerg und die Bohnenstange, der mit seiner Kurvenvorbereitung noch wartet, denn seine einzige

Patientin, Frau Köhler, wird wahrscheinlich noch in dieser Nacht sterben. Die Angehörigen haben bereits Abschied genommen, es ist ruhig im Zimmer, die Tür ist angelehnt. Die Bohnenstange hat dem Giftzwerg aus purer Gefälligkeit schon eine Kurve geschrieben, und nun krümeln sie beide einträchtig mit Schokoladenkeksen herum.

Ich bin fertig mit dem Papierkram und stehe auf, um ins Medikamentenlager zu gehen und die Infusionen und Antibiotikaflaschen für meine Patienten zu holen.

Herr Fuchs und Herr Gerken sind beide beatmet. Sie sind am Tag zuvor mit neuen Aortenklappen versorgt worden, und beide mussten nochmal wegen einer Nachblutung in den OP. Und beide haben oben auf der Normalstation im selben Zimmer gelegen. Das ist schon ein bisschen unheimlich; an sich glaube ich nicht an solche Spökenkiekereien wie «Karma», aber das ist schon sehr viel Zufall.

Auf leise quietschenden Gummisohlen schleiche ich durch das Zimmer und verteile die Medikamente und Infusionsflaschen, mache meine Eintragungen und geselle mich zu den beiden anderen. Eine gelassene Atmosphäre liegt über der Station; im vorderen Bereich liest der Star Zeitung, und aus dem Radio kommt leise der Verkehrsfunk. Frau Anzug und die Eule machen in aller Ruhe die Nachtvisite, und Frau Anzug ist guter Dinge, denn sie darf gleich nach Hause.

Die Nacht plätschert ruhig vor sich hin. Der Giftzwerg hilft mir, meine beiden Patienten zu lagern, anschließend lagern wir die Patienten vom Giftzwerg und schlendern zufrieden über den Flur. Man soll das Chaos nicht herbeischreien, ruckzuck kann es hier rundgehen, und wer weiß das besser als wir? Friedlich wurstelt die Eule mit ihren Notizen herum: «Die beiden Jungs lassen wir heute Nacht noch in Ruhe, morgen früh stellen wir die Narkose aus und gucken, dass sie etwas wacher werden.»

Damit meint sie Herrn Fuchs und Herrn Gerken, und mir passt dieser Vorschlag gut ins Konzept. Auch ich finde, dass man die Patienten nicht zwingend mitten in der Nacht wach werden lassen muss. Beide wirken nicht gequält oder gestresst, und die Narkoseausleitung wird noch eine Herausforderung für sie werden, zumal sie nicht nur eine Operation hatten, sondern auch noch den Notfalleingriff über sich ergehen lassen mussten.

Die Bohnenstange hat eine Super-Idee: Wir spielen Stadt-Land-Fluss-Krankheiten-Medikamente und machen es uns in unserer Ecke auf den Bürostühlen einigermaßen gemütlich. Günstig positioniert steht die Schale mit den Schokoladenkeksen zwischen den Computerbildschirmen und dem Überwachungsmonitor, über den die EKG-Kurven der Patienten flirren.

Der Giftzwerg sagt «A!», die Bohnenstange sagt «Stopp!».

«H!», sagt der Giftzwerg, und die Schreiberei geht los.

Hamburg, Honduras, Hwangho, ha!, der Gelbe Fluss, weiß ich noch aus dem Erdkundeunterricht. Das wird mir mindestens zehn Punkte einbringen, hm, Krankheit, ach, ich nehme Husten. Das Medikament ist einfach, denn wir sitzen direkt gegenüber den deutlich beschrifteten Medikamentenschubladen. Ich sehe aus dem Augenwinkel, dass die beiden ebenfalls hinüberlinsen. Dann rufe ich «Fertig!».

«Mist», flucht die Bohnenstange und lässt den Kugelschreiber fallen, «ich kann die blöden Flüsse nicht!»

Hamburg haben alle, Holland, Klasse, zehn Punkte, denn Honduras habe nur ich, und die Rechnung mit dem Gelben Fluss ist auch aufgegangen, der Giftzwerg hat die Hunte genommen, und die Bohnenstange wusste ja nichts. Husten ist natürlich etwas profan, von einer Intensivschwester könnte man mehr erwarten, die Bohnenstange punktet mit Herzinfarkt, der Giftzwerg mit Hodenhochstand. Merkwürdigerweise haben wir alle Haloperidol von der Arzneimittelschublade abgeschrieben. Wir mühen uns durch das halbe Alphabet, unterbrochen von kurzen Pausen für die Kurveneintragungen und einmal Umlagern bei einer Frau, die vom Giftzwerg betreut wird.

Zwischendurch kommt die Eule dazu; mitspielen will sie nicht, wohl aber vorsagen. Das kommt uns bei den Krankheiten und Medikamenten gut gelegen, auch wenn wir dann fast alle dasselbe schreiben. Eine Krankheit mit X? «Xanthom», flüstert die Eule, aber da hat der Giftzwerg schon «x-mal kotzen» geschrieben, ruft «Stopp, fertig!» und sahnt dafür auch noch zwanzig Punkte ab, denn die Bohnenstange und ich haben viel zu viel Zeit mit der Fragestellung verplempert, wie man denn Xanthom eigentlich schreibt.

Wir strecken uns, sind müde. Auf einmal alarmiert es vom Bettplatz von Frau Köhler. Die Bohnenstange und die Eule stehen auf und gucken auf den Monitor. Frau Köhler hat nur noch eine Herzfrequenz von 20.

«Jetzt macht sie sich auf die Reise», flüstert die Bohnenstange. Er schaut Frau Köhler an; sie schnappt mehr nach Luft als dass sie atmet, ihr Herzschlag wird unregelmäßig, lange Pausen wechseln sich ab mit ein paar wenigen sichtbaren Ausschlägen. Und so sitzt die Bohnenstange auf einem Hocker neben Frau Köhlers Bett und wartet mit ihr auf den Tod.

Nachdem ich bei Herrn Fuchs und Herrn Gerken vorsichtig eine kleine, aber sorgfältige Mundpflege durchgeführt und sie beide noch einmal kurz mit der Hilfe vom Giftzwerg auf die Seite gedreht habe, um zu gucken, ob die Haut am Rücken und Gesäß noch intakt ist, bin ich mit meiner Arbeit fertig.

In der Zwischenzeit ist Frau Köhler gestorben. Die Bohnenstange fängt an, sie von den venösen Zugängen zu befreien. Ich helfe mit, denn einen toten Menschen alleine zu versorgen, finde ich persönlich nicht schön. Man muss nicht zwingend sprechen, aber es ist trotzdem angenehmer so, und den meisten Kollegen geht es ähnlich. Es ist immer etwas eigenartig, eine Person, die wenige Minuten zuvor noch am Leben war, plötzlich als «tot» zu erleben. Der Körper ist noch warm und schlaff, fühlt sich aber durch die Wärme lebendig an. Manchmal sind die Augen halb geöffnet; dann fühle ich mich beobachtet. Manche Toten haben durch die Muskelerschlaffung Stuhlgang oder furzen, manchen entweicht ein Geräusch aus dem Mund, wenn man sie auf die Seite dreht, weil die Luft aus den Lungen entweicht. Und obwohl ich mir all das erklären kann, ist es mir unheimlich. Ich frage mich manchmal, wo dieser Mensch denn nun ist, ich sehe ja nur die «Hülle». Wo aber ist der Wille, die Ideen und all das, was diese Person ausgemacht hat?

Die Eule hat mit dem Sohn von Frau Köhler telefoniert. Kommen will die Familie nicht nochmal, deshalb ziehen wir Frau Köhler ein frisches Hemd an und schieben das Bett aus dem Zimmer, um sie in die Pathologie zu fahren. Wir manövrieren es vorsichtig am Defibrillator vorbei, fahren zur Stationstür und drücken den Türöffner, fahren weiter durch den dunklen schmucklosen Klinikflur, vorbei an der stockfinsteren Cafeteria in Richtung Pathologie. Es ist ganz still, man hört nur das Rollen der Räder. Die Bohnenstange kramt den Schlüssel aus seiner Kitteltasche und schließt die Tür auf. Es riecht immer ein bisschen seltsam hier, eine Note Kloduftstein schwebt in der Luft. Und vielleicht liegt es an dem dezenten Grusel, der einem gerade um die Uhrzeit im Nacken sitzt, sodass man glaubt, es rieche auch förmlich nach Tod.

Geschäftig starten wir nun den Transfer von Frau Köhlers totem Körper aus dem Bett auf die Bahre: Wir öffnen die dicke und schwere Metalltür des Kühlraumes und holen die Bahre heraus. Wenn man um die Ecke schaut, kann man all die anderen Toten sehen. Die Bahre wird auf ihren kleinen Rädchen ratternd auf ein fahrbares Gestell gefahren, das wir neben das

Bett von Frau Köhler lenken. Wir sagen beide nichts und wollen hier so schnell wie möglich wieder hinaus. Wir wickeln das Laken um den toten Körper von Frau Köhler und versuchen, ihn auf die Bahre zu schieben. Das ist gar nicht so einfach, denn Frau Köhler kann ja nun leider nicht mithelfen, und so erscheint sie uns trotz ihrer Zierlichkeit schwer wie ein 150-Kilo-Koloss. Auf einmal fährt das Bett ein Stück zur Seite, und Frau Köhler rauscht uns beinahe auf den gefliesten Boden.

«Scheiße!», flucht die Bohnenstange, «wir haben das Bett nicht festgestellt!»

Und nun liegt Frau Köhler exakt zwischen Bett und Bahre, dazwischen etwa 30 Zentimeter Abstand. Ihr Arm ist aus dem Laken gerutscht und hängt somit fest. Die Bohnenstange stabilisiert das Bett mit seinem Körper, während ich die Bremse feststelle, dann lehne ich mich quer über die tote Frau Köhler und angle ihren Arm aus der Lücke. Dann höre ich unterdrücktes Gelächter. Als ich hochgucke, sehe ich die Bohnenstange mit hochrotem Kopf und verzerrtem Gesicht neben dem Bett stehen. «Ey, jetzt fass mal mit an hier, die ist schwer», kichere ich, und die Bohnenstange prustet los.

«Hahaha, was sind wir für Idioten!»

Wir drehen Frau Köhler auf die Seite, ich ziehe am Laken, und da gleitet sie endlich und fast von alleine hinüber auf die Bahre. Mit hängenden Armen stehe ich da und gucke die Bohnenstange an, der sich vor Lachen fast krümmt. Mitten in der Nacht rauscht uns in der Pathologie fast eine Leiche zu Boden, und wäre sie wirklich gefallen, hätten wir sie mit Sicherheit niemals alleine auf die Bahre bugsieren können. Grinsend rollen wir die Bahre mit Frau Köhler in die Kühlbox und schließen die Tür, während sich die Bohnenstange die Lachtränen aus den Augen wischt.

Irgendwann tritt in fast jedem Nachtdienst ein Phänomen in

Erscheinung: Man fängt an, sich über jeden noch so gottserbärmlichen Kleinkram kaputtzulachen.

Ich will jetzt sofort hier raus, und so löschen wir das Licht, schließen die Tür ab und gehen zurück auf die Station. Dort erzählen wir von unserem kleinen Zwischenfall. Der Giftzwerg winkt lässig ab, denn ihr ist wenige Wochen zuvor die Bahre vom Fahrgestell gerutscht. Und der Tote hing mit den Beinen bereits in der Kühlbox. Sie musste ihn mit einem Rettungsgriff herausziehen – zu zweit wäre es nicht gegangen, weil die Türöffnung so schmal ist.

Als ich etwa gegen halb sieben beim Bäcker stehe, muss ich mich zusammenreißen, um nicht vor Müdigkeit mit dem Kopf auf die Theke zu knallen. Der Schreck in der Pathologie hat fast all meine Reserven vertilgt, die ich eigentlich für den Weg nach Hause brauche. Vor mir stehen drei Rentner, die bereits in den frühen Morgenstunden auf den Beinen sind, um Backwaren für das gesamte Wochenende zu organisieren, und sich jeden einzelnen Posten erklären lassen.

Wofür sich die Frühaufsteher im Einzelnen entscheiden, kann ich gar nicht sagen, weil mir das eine oder andere Sekundenschläfchen die Festplatte leerfegt. Als ich meine Brötchentüte entgegennehme, kann ich mich schon nicht mehr daran erinnern, für welche Sorten ich mich entschieden habe, und freue mich auf die Überraschung zu Hause. Der Autopilot in meinem Kopf geleitet mich sicher dorthin. Ich esse ein Croissant, und die Katze beschäftigt sich mit den Krümeln.

Kurz bevor ich einschlafe, fällt mir wieder Frau Köhler ein.

Es ist sonderbar, dass mich ausgerechnet der Gedanke «Ruhe sanft» in den Schlaf wiegt.

FRAG DIE SUPERSCHWESTER!

■ Ganz gleich, ob auf einer Normalstation, im OP oder auf der Intensivstation: Die Superschwester ist einfach überall. Und es gibt garantiert eine zuverlässige Vertretung, wenn eine Superschwester Urlaub hat, wobei ich mich frage, was die Superschwester eigentlich mit drei Wochen Urlaub will – wie hält sie es aus, drei Wochen ohne die Station, auf der sie jede Ecke kennt und jede bauliche Veränderung mit der richtigen Jahreszahl in Verbindung zu bringen vermag, den Ort, an dem sie sich für unersetzlich hält? Wie soll es drei Wochen ohne ihre stete Dienstbereitschaft gehen, von ihrem Können und Wissen mal ganz abgesehen? Ob die Superschwester ihre Sightseeingtour unterbricht, um sich einmal in Ruhe mit den intensivpflegerischen Begebenheiten am Urlaubsort bekannt zu machen? Schauen wir uns doch einmal etwas genauer an, was die Superschwester alles auf der Pfanne hat, und staunen wir gemeinsam über dieses pflegerische Ausnahmetalent.

Je größer die Station, desto mehr Superschwestern sind vorhanden. Meistens sind es Frauen, was nicht unbedingt verwunderlich ist, denn die Mehrzahl des Pflegepersonals ist weiblich. Aber selbstverständlich gibt es auch den Superpfleger, und die Unterschiede zwischen beiden Gattungen sind streng definiert: Die Superschwester ist «zickig», und der Superpfleger «die Ruhe selbst». Ein weiterer geschlechtsspezifischer Unterschied ist, dass der Superpfleger aus seiner Sicht jedes technische Gerät auseinanderzubauen vermag, ohne dass auch nur ein Schräubchen übrig bleibt – und selbst wenn, würde das Gerät trotzdem funktionieren. Somit stellt der Superpfleger die Daseinsberechtigung des Medizintechnikers in Frage. Dies hingegen ist der Superschwester egal; zwar kennt auch sie sich mit den Geräten gut aus, hätte aber niemals Lust, sich seinen Job auch noch zu eigen zu machen. Die Reparatur obliegt a priori dem Techniker, weil sie ihre Zeit für die Pflege der Patienten benötigt. Was das pflegerische Wissen und Können anbelangt, kann man der Superschwester und dem Superpfleger im Grunde nicht an den Karren fahren. Was man ihnen jedoch unbedingt vorwerfen muss: Sie glauben, nur sie seien kompetent. Und sie werden nicht müde, uns das wissen zu lassen. Macht sie das sympathisch? Sicher nicht.

Superschwester und Superpfleger stehen in Konkurrenz zueinander, denn der coole Superpfleger bringt die zickige Superschwester mit seiner Art noch höher auf die Palme, während die Superschwester mit ihrer Zimperlichkeit dem Superpfleger regelmäßig Anlass zur Häme bietet. Aus diesem Grund dürften beide eigentlich nur in derselben Schicht arbeiten, wenn sie am jeweils anderen Ende der Station eingeteilt werden, um den anderen Kollegen nicht mit ihrem von Spott unterlegten Leistungskleinkrieg die Nerven gänzlich zu ruinieren.

Die Superschwester gibt es in verschiedenen Ausführungen – dem «Putzteufel», bei dem ein Papierkorb bereits als voll gilt, wenn ein zerknülltes Papierhandtuch darin liegt, der Eiferin, die sich immer lauter in Rage redet, wenn sie den Eindruck hat, es hört ihr niemand zu, und der Opportunistin, die zu jeder sich bietenden Gelegenheit «Genau!» ruft, um die Thesen der ersten beiden zu untermauern und ansonsten viel redet, aber eigentlich nichts sagt.

Eine gute Gelegenheit, die eigene Unfehlbarkeit unter Beweis zu stellen, ist für diese Spezies unseres Berufstandes die Einarbeitung neuer Kollegen.

Die Eiferin ließ sich damals nicht zweimal bitten und übernahm diese Aufgabe, als der Giftzwerg neu auf der Station anfing, um sich bereits nach drei Tagen im Pausenraum über die neue Kollegin zu echauffieren.

«Ich finde diese Frau un-mög-lich, alles muss man ihr fünf Mal erklären, und dann hat sie es noch nicht kapiert!»

Ich ahnte bereits, dass sie die Einarbeitung spätestens nach zwei Wochen genervt abgeben würde.

«Ich schaffe meine Arbeit ja gar nicht!», sagte sie, und sie meinte es auch so, denn der Giftzwerg wurde nicht etwa an die Tätigkeiten herangeführt, die für sie neu waren, sondern sollte ausschließlich die Dinge erledigen, die sie schon vor ihrem Start auf der Intensivstation konnte. Die Herausforderungen, die sie sich von der Arbeit auf einer Intensivstation gewünscht hatte, wurden zu einem steten Affront von Seiten der Eiferin, deren kontrollierende Augen einen «Fehler» nach dem nächsten entdeckten. Der einzige Fehler, den der Giftzwerg machte, bestand lediglich darin, nicht haargenau so zu arbeiten wie die Eiferin, und erst recht nicht in deren Tempo.

Hunderte von Menschen hatte der Giftzwerg auf ihrer vorherigen Station schon gewaschen, und so dachte sie sich nichts dabei, als sie im Frühdienst bei Frau Becker, einer beatmeten Patientin, mit der Ganzkörperwaschung anfing.

«Bei der Mundpflege und dem Beatmungstubus brauche ich dann Hilfe, das habe ich noch nie gemacht», sagte sie, und jeder normale Mensch hätte so etwas wie «Alles klar, wenn du Hilfe brauchst, melde dich, ich bin nebenan» gesagt.

Nicht so die Eiferin: Sie guckte argwöhnisch und rannte nun alle paar Minuten in das Zimmer von Frau Becker, bis sie es endlich geschafft hatte – der Giftzwerg wurde immer nervöser. Erst fiel ihr der Waschlappen auf den Boden, dann stieß sie sich den Kopf am Monitor und hätte beinahe Haftcreme auf die

Zahnbürste der Patientin gedrückt, wenn die Eiferin nicht dazwischengefunkt hätte.

In der Pause behauptete die Eiferin coram publico, der Giftzwerg sei «unkonzentriert und ü-ber-haupt nicht bei der Sache».

Sie kam natürlich nicht auf die Idee, dass das Problem auch ihrer didaktischen Beschränktheit zuzuschreiben war. Zunehmend unsicherer wurde der Giftzwerg, denn die Eiferin verlangte viel. Die Einweisung in die technischen Finessen der Infusions- und Spritzenpumpen und des Beatmungsgeräts führte sie in einem Tempo durch, dass die neue Kollegin kaum zu Atem kam, geschweige denn zu einer Frage.

«Hier geht die Pumpe an», das Gerät piept, «so stellt man das Gesamtvolumen ein», klackklackklack, fertig, «und hier die Tropfenzahl pro Stunde», zack, fertig!

Dermaßen eingeschüchtert und überfordert, konnte der Giftzwerg in der kurzen Zeit der Eiferin immer weniger gerecht werden, was diese persönlich nahm und nach knapp zwei Wochen mit den Worten «Nee, also, ich weiß nicht, wer die eingestellt hat!» empört aufgab. Völlig durcheinander und den Tränen nah saß der Giftzwerg damals draußen beim Rauchen.

«Ich mach alles falsch! Ich hab sie mehrere Male gebeten, etwas langsamer zu machen, aber ständig kam dieses ‹Wir haben hier keine Zeit, das sitzt am besten, wenn du es in Echtzeit lernst›! Ich weiß nicht, ob ich hier richtig bin …»

Echtzeit! Was für ein hanebüchener Schwachsinn! Alle kommen bei diesem Arbeitsaufwand in der «Echtzeit» ins Schleudern, der Star, der Giftzwerg, die Ärzte, und die Eiferin erst recht – fast jeder Dienst ist ein einziger Schleudergang! Das sagte ich auch dem Giftzwerg, die zum ersten Mal seit Tagen wieder lächelte.

Die verbliebene Einarbeitungszeit übernahm dann die Bohnenstange, und die Eiferin ließ es sich nicht nehmen, noch mehrmals auf die Unfähigkeit der neuen Kollegin hinzuweisen.

Die Bohnenstange schüttelte dann den Kopf und zuckte verständnislos mit den Schultern. «Nö, die macht das echt gut. Vielleicht hast du einfach nicht so viel Geduld, kann das sein?»

Eine weitere Baustelle der Superschwester ist der Tratsch – aus ihrer Sicht evidenzbasierte Gemeinschaftskunde. Da keine schon so lange dabei ist wie sie, hat auch niemand so umfassend Überblick über all die internen Entwicklungen und Verwicklungen der letzten Jahre, und da ist die eine oder andere Zwischenbilanz von großer Relevanz. Am besten eignet sich dafür der Nachtdienst, der von allen drei Schichten oft noch der ruhigste ist. Nach der pflegerischen Versorgung der Patienten und den Eintragungen in die Kurvenblätter kann man sich ganz ungezwungen an den Hauptarbeitsplatz begeben und sich den Aktualitäten zuwenden. So auch in dieser Nacht, zu deren Beginn ich mit leisem Grausen festgestellt habe, dass ich zwei Drittel vom «Terror-Rondell» an meiner Seite habe: die Eiferin und den Putzteufel.

Ich betreue zwei beatmete Patienten: Frau Dietrich, die aufgrund eines Herzinfarktes bei ihrer wöchentlich stattfindenden Damen-Doppelkopf-Runde plötzlich vom Stuhl gesunken, von den Mitspielerinnen vorbildlich reanimiert wurde und nun allmählich wacher wird. Sie ist zwar ansprechbar und reagiert adäquat, aber die Überreste der Narkose lassen sie noch ein bisschen benebelt erscheinen.

Im Nachbarzimmer liegt Herr Karamoglu, der bei einem Betriebsunfall eine Rauchgasvergiftung erlitten hat und mit einem schweren Lungenversagen zwölfstündlich auf den Bauch gelagert werden muss, um den Gasaustausch im Lungengewebe zu gewährleisten. Alle drei Stunden muss der Kopf des Patienten auf die andere Seite gedreht werden, und das ist eine ziemliche Schufterei, bei der mir der Star behilflich ist. Damit der Mann nicht mit seinem Gesicht auf dem Beatmungsschlauch liegt, muss auch dieser in die Seite des Mundwinkels gelegt werden, die nicht am Kissen aufliegt. Der Star hebt Herrn Karamoglu an den Schultern an, und ich drehe vorsichtig seinen Kopf auf die rechte Seite, lege den Tubus in den linken Mundwinkel. Obwohl ich vorher alles fein säuberlich auseinandersortiert habe, drohe ich mich trotzdem in den Zuleitungen des zentralen Venenkatheters und der Magensonde zu verheddern. «Ich kann den nicht mehr lange halten», ächzt der Star, und ich beeile mich schwitzend, das ganze Gestricke zu entwirren. Außer Puste stehen wir neben Herrn Karamoglu, dessen Gesicht von der Bauchlage ganz zugeschwollen ist.

Wir legen eine aufgerollte Bettdecke unter seine rechte Körperhälfte, damit er nicht gänzlich auf den Bauch rutscht und der Beatmungsschlauch womöglich doch noch abknickt. Ich bedanke mich beim Star für ihre Hilfe. Eine Bauchlagerung ist wirklich jedes Mal anstrengend, und man bräuchte eigentlich acht Arme für die ganzen Dinge, die gleichzeitig zu tun sind.

Wir sind zufrieden, dass wir es mit nur vier Armen geschafft haben, und werfen unsere Plastikschürzen in den Müll, waschen und desinfizieren uns die Hände. Dann halten wir unsere Nasen in den Flur: Es duftet nach frisch gekochtem Kaffee!

Weil vorerst nichts weiter zu tun ist, setzen der Star und ich uns mit unseren dampfenden Kaffeetassen an den Hauptarbeitsplatz vor den Stationscomputer und suchen im Internet ein Handy für ihre Oma. Das Licht ist gedimmt, und auf der Arbeitsplatte des Schreibtisches stehen und liegen die typischen Nachtdienstutensilien herum: eine Schale Kekse, Kaffeetassen, das Kreuzworträtsel aus der Tageszeitung und eine Tüte mit Wolle, die dem Giftzwerg gehört. Dazwischen stehen drohend die beiden Telefone – wehe, sie stören jetzt!

Nun findet sich endlich auch das Terror-Duo zusammen. Bei

Kaffee und Keksen nehmen sich die beiden zum Aufwärmen den Dienstplan vor, auf dem die etwa sechzig Namen aller Kolleginnen und Kollegen inklusive der dazugehörenden Dienste notiert sind. Gewissenhaft wird der Plan gescannt, und das Terror-Duo wird sogleich fündig: «Hier, guck, die hat auch fast wieder nur Nachtdienste, das ist doch nicht normal!»

«Und die hat nur Spätdienste – das sind wieder die Leute, die morgens keinen Bock zum Waschen haben!», ereifert sich der Putzteufel.

«Ich begreif das nicht», schüttelt die Eiferin den Kopf, «wir haben doch früher auch alle Schichten gearbeitet, und die jungen Kollegen machen das so, wie es ihnen am besten in den Kram passt!»

Die alte Leier wieder. Der Giftzwerg hockt müde auf einem der Bürostühle und strickt wie ein Roboter am Ärmel eines Pullovers, guckt finster und atmet geräuschvoll aus, aber das Terror-Duo reagiert nicht. Das scheint ohnehin in deren Vereinssatzung zu stehen, dass auf Widerstand erst mal nicht reagiert, dann aber keifend zugeschlagen wird, wenn der Ungehorsam allzu sehr ausufert.

Ich drehe mich schließlich um: «Ich mache auch fast nur noch Spät- und Nachtdienste.»

«Ja, aber du machst das auch schon ein paar Jährchen», rechtfertigt die Eiferin ihre Übergriffigkeit, «die Youngster haben doch noch nicht mal Schlafstörungen!»

«Lass die mal erst mal Kinder haben, dann wissen sie auch, was Nachtschicht ist», schlaumeiert der Putzteufel, und die Eiferin lässt ein keckerndes Lachen hören.

Das darf man natürlich niemals vergessen: Beide sind Mütter. Und über Mütter lacht man nicht, sondern bewundert und bemitleidet sie für ihren virtuosen Umgang mit der Doppelbelastung. Ihre Ehemänner hatten zwar zu Beginn der Schwangerschaft vollmundig angekündigt, ein Jahr zu Hause zu bleiben, dann aber fiel ihnen plötzlich auf, dass sie ja viel mehr verdienen als die Frau und änderten ihre Meinung. Und so sind die Eiferin und der Putzteufel artig zu Hause geblieben und versuchten mit einer halben Stelle nach dem Erziehungsurlaub im Beruf zu bleiben. Sie werden niemals müde zu betonen, dass sie das auch ganz gut hingekriegt haben.

Ich bin sehr froh und dankbar für meine Schlafstörungen, denn dafür haben sie Verständnis – sie scheinen sogar Verständnis dafür zu haben, dass ich weder Kind, Mann noch Haus will, sondern sie mögen mich offenbar. Das macht mir am meisten Sorgen, denn ich befürchte, sie könnten mich auch für eine Superschwester halten, die nichts anderes hat als ihren Beruf, so ganz ohne Mann und Kinder …

Das Terror-Duo hat mittlerweile Betriebstemperatur und fährt zu Höchstleistungen auf. Jetzt diskutieren sie die Krampfader-Operation einer Kollegin, wobei es weniger um den Sinn und Zweck eines solchen Eingriffs geht, sondern um die Dauer der Krankmeldung. «Da legt man ein paar Tage die Beine hoch, zieht sich die schicken Stützstrümpfe an, und dann kann man doch damit laufen», diagnostiziert die Eiferin.

«Die ist doch vor der OP auch herumgerannt und macht sich jetzt drei Wochen einen lauen Lenz! Und guck, genau in den drei Wochen hätte sie zehn Nachtdienste gehabt, das bleibt dann auch wieder an uns hängen.»

Der Star stupst mich an und verdreht die Augen.

«Meine Tante ist nach einer Woche wieder arbeiten gegangen», führt die Eiferin ein weiteres Argument gegen die unangemessen lange Krankmeldung an, «und die war froh, dass sie sich wieder bewegen konnte!»

Der Giftzwerg dreht sich mit ihrem quietschenden Bürostuhl

um. «Ja, aber die hatte wahrscheinlich keine Nachblutung, oder?»

«Nee, wieso?», fragt die Eiferin verdutzt.

«Weil die Kollegin eine hatte und seit Montag Antibiotika nimmt. Die Wunde hat sich infiziert.»

«Woher weißt du das denn?», fragt der Putzteufel ungehalten.

«Weil ich bei ihr um die Ecke wohne und sie mich gebeten hat, ihr die Tabletten aus der Apotheke zu holen», sagt der Giftzwerg genervt, «laufen kann sie momentan so gut wie gar nicht, und wenn es richtig Scheiße läuft, dann muss sie nächsten Montag nochmal zur OP.»

«Ach so», sagt das Terror-Duo kleinlaut wie aus einem Munde, und man hört förmlich, wie ihnen aus ihrer aufgepumpten Positur die Luft ausgeht. Eine Katze würde sich jetzt womöglich kratzen oder beiläufig die Pfoten putzen – das Terror-Duo wählt als Übersprunghandlung das Zurechtrücken der sorgfältig gestylten und mit Strähnchen durchwirkten Frisuren.

Leise knurrt der Giftzwerg: «Wenn man keine Ahnung hat: Einfach mal die Klappe halten» und zählt die Maschen für das Ärmelbündchen ab.

Dann wechselt das Terror-Duo hastig das Thema.

«Wer von den Ärzten hat ab morgen mit uns Nachtdienst?»

Heute ist der Vollbart da, und gegen den haben sie augenscheinlich nichts einzuwenden.

Als ich am nächsten Abend das Zimmer von Herrn Karamoglu betrete, schreibt die Opportunistin noch den Pflegebericht und sieht reichlich erschöpft aus. Vor etwa einer Stunde hat sie den Mann auf den Bauch gedreht und freut sich auf den Feierabend. Und sie ist noch ziemlich aufgebracht, weil Herr Karamoglu den ganzen Nachmittag Besuch hatte.

«Mindestens zehn Leute waren hier, und die wollten immer

nur den Arzt sprechen, die Hälfte von denen konnte kein Deutsch», echauffiert sie sich.

Es kann in der Tat anstrengend sein, wenn die Angehörigen eines ausländischen Patienten zahlreich um Einlass bitten. Dann muss man sich notfalls mit Händen und Füßen verständlich machen – und das ist die Krux in diesem an und für sich ja recht kommunikativen Beruf: Klappt die Verständigung nicht auf Deutsch, wird es für viele sofort zappenduster. Auch Englisch trauen sich die meisten nicht zu, wobei «Medical English» tatsächlich auch eine größere Herausforderung ist als das alltäglich locker simultan zu übersetzende «I love you for ever». Manchmal habe ich allerdings den Verdacht, dass viele glauben: «Wer hierzulande lebt und im Krankenhaus liegt, muss Deutsch sprechen!»

Ich frage mich, ob diese Kollegen Türkisch oder Kroatisch sprechen, wenn sie dort in den Ferien mit ihren Flip-Flops ins Straucheln geraten und zum Röntgen in die Klinik müssen …

Und was ist schon dabei, schweigend neben dem Bett des Patienten zu sitzen; auch deutsche Angehörige sitzen oft wortlos neben ihrem Angehörigen, weil ihnen deren Zustand schlichtweg die Sprache verschlägt und sie nicht wissen, was sie dazu sagen sollen.

«Und dann die Frauen! Die trugen alle Kopftücher», regt sich die Opportunistin weiterhin auf. Ich frage mich allmählich, was das Problem ist, denn es ist mir doch hier vor Ort, auf der Intensivstation, völlig gleich, ob die Frauen ein Kopftuch tragen oder nicht. Ich möchte diesen Frauen so gut es geht ihre Fragen beantworten und nicht einen Diskurs über meine Ansichten zu säkularen Systemen beginnen.

Die Opportunistin wird allmählich grantig; sie ist müde, und dass ihre Vorbehalte gegenüber der Familie des Herrn Karamoglu an mir abprallen, passt ihr nicht.

«Die sind hier schon seit Jahrzehnten und können kein Wort

Deutsch, also mich nervt das!», versucht sie einen letzten An-
lauf. Ich atme tief durch, und dann widmen wir uns endlich
der Übergabe.

Die Lunge von Herrn Karamoglu scheint sich langsam zu
erholen, deshalb soll er noch einmal für zwölf Stunden auf dem
Bauch gelagert werden. Danach wird entschieden, wie es weitergeht. Damit kann ich etwas anfangen. Was die Opportunistin
hingegen mit dem «Kopftuchproblem» macht, ist mir egal. Ich
bin der Ansicht, dass jeder Mensch, egal welcher Herkunft, ein
Anrecht auf gute Pflege und Medizin hat, und damit ist das
Thema für mich erledigt.

Als ich nach den Nachtdiensten nach einer freien Woche zur
Spätschicht komme, betreue ich Frau Dietrich, die Frau mit
dem Herzinfarkt, die mittlerweile nicht mehr beatmet ist. Sie
liegt in einem Zweibettzimmer, und der Bettplatz ihr gegenüber
ist leer – dort hat in der Nacht zuvor ein Mann gelegen, der fast
zwei Stunden lang reanimiert worden war und schließlich trotz
aller Bemühungen starb. Frau Dietrich ist die ganze Nacht nicht
zur Ruhe gekommen, denn leider gab es keinen anderen freien
Bettplatz, auf den man sie hätte verlegen können, um ihr das
ganze Drama zu ersparen. Zwar hatte sie abends eine Schlaf-
tablette bekommen, aber in einem solchen Tumult schläft wohl
kein Mensch ruhig.

Der Putzteufel half Frau Dietrich morgens beim Aufstehen
und setzte sie danach für fast eine Stunde in den Sessel: «Die
musste doch mal raus!»

Dementsprechend ist Frau Dietrich am frühen Nachmittag
unfassbar müde und bricht fast in Tränen aus, als ich sie frage,
ob sie nochmal auf der Bettkante sitzen möchte.

«Ich habe die ganze Nacht nicht geschlafen, und dann dieser
arme Mann da, das nimmt einen ja auch mit», sagt sie leise.

Es tut mir leid, dass Frau Dietrich so etwas miterleben musste, wo sie doch selber dem Tod gerade von der Schippe gesprungen ist. Ich schlage ihr vor, sich am Nachmittag zu erholen. Wenn sie möchte, kann sie abends auf der Bettkante Abendbrot essen. Ungestört von Neuaufnahmen und Besuch schläft sie dann zwei Stunden tief und fest und wacht gegen 18 Uhr erstaunt auf.

«Oh», lächelt sie, «das hatte ich wohl nötig.»

Fast ohne meine Hilfe setzt sie sich auf die Bettkante, trinkt eine Flasche Malzbier, isst ein Schälchen Gemüsesuppe. Als ich noch eine Birne anbiete, strahlt sie und isst auch noch die Birne auf. Sie scheint sehr zufrieden, und als ich mich von ihr verabschiede, winkt sie und sagt: «Bis morgen, mein Engel.»

Ich muss grinsen und schwebe nach Hause.

Am nächsten Tag erwartet mich ein Donnerwetter vom Putzteufel. Sie fängt mich kurz vor dem Zimmer von Frau Dietrich ab: «Warum hast du denn Frau Dietrich gestern nicht motiviert, im Sessel zu sitzen? Die muss doch mal raus!»

Der gleiche Satz wie gestern! Ich erkläre ihr, wie es Frau Dietrich am gestrigen Nachmittag ging und dass ich es für sinnvoll erachtet hätte, ihr die nötige Ruhe zu gönnen.

«Ja, aber die muss doch auf die Beine kommen, du kannst die doch nicht einfach liegen lassen!», redet sich der Putzteufel in Fahrt und leert nebenbei den Papierkorb aus, in dem zwei Gummihandschuhe und eine Spritze liegen.

«Ich habe Frau Dietrich nicht ‹liegen gelassen›. Sie hat abends auf der Bettkante sitzend gegessen und von dem ruhigen Nachmittag durchaus profitiert.» Allmählich werde ich sauer.

«Ja, aber trotzdem …», nölt der Putzteufel weiter.

«Weißt du was? ‹Ja, aber› heißt ‹nein›. Und warum soll die Patientin nicht selbst entscheiden, wie viel sie sich nach einer solchen Horrornacht zumuten will?»

Voneinander genervt gehen wir beide zu Frau Dietrich.

«Ach, wie schön, dass Sie wieder da sind!», begrüßt sie mich, und das gibt dem Putzteufel den Rest.

Ich bin auf einmal verunsichert – hätte ich Frau Dietrich gestern doch in den Sessel bugsieren sollen, obwohl sie klar und deutlich zum Ausdruck gebracht hat, nicht zu wollen und zu können? Sosehr ich das Engagement des Putzteufels zu schätzen weiß, so sehr geht es mir auf den Wecker.

Es scheint zum Wesen der Superschwester dazuzugehören, sich über die individuellen Bedürfnisse und Wünsche der Patienten hinwegzusetzen und alle der Reihe nach mit Mobilisierungsstandards auf Bettkanten zu setzen, in Sessel zu hieven und Schluckversuche zu starten. Was der Putzteufel macht, ist ja nicht grundsätzlich falsch, aber sie verlangt zu viel: Frau Dietrich nach einer durchwachten und belastenden Nacht und immer noch körperlich geschwächt für zwei Stunden in den Sessel zu setzen ist gut gemeint, aber profitiert hat Frau Dietrich nicht davon. Trotzdem nimmt sich der ganze Aufwand auf dem Kurvenblatt imponierend aus: «Hilfe beim Aufstehen, Assistenz beim Transfer in den Sessel», das ist anstrengend und zeitaufwendig. Der Putzteufel hat Angst, faul und desinteressiert zu erscheinen, sodass sie verbissen ihr Programm herunterspult und nach dem Dienst nicht mehr weiß, wo oben und unten ist – und den Patienten geht es oft ähnlich.

Die viel belachte Devise «Viel hilft viel» ist allem Spott zum Trotz ein wesentlicher Bestandteil der Pflege, und sowohl theoretisch als auch praktisch ist dieses Feld von zahlreichen bösartigen kleinen Fuchseisen und Finten durchsetzt. Einer der beliebtesten Standardsätze lautet «Das ging aber ganz gut», und er fällt meistens dann, wenn die Aktionen allen Grund zum Zweifeln bieten.

Herr Karamoglu braucht seine Trachealkanüle noch, die er anstelle des Beatmungstubus bekommen hat, weil ihm die notwendige Kraft fehlt, die Unmengen an Schleim hochzuhusten, die sich in seinen Bronchien befinden. Trotzdem versucht die Eiferin einen Schluckversuch bei Herrn Karamoglu. Wenn er sich nicht verschluckt, kann er auch bald wieder feste Nahrung zu sich nehmen. Für den Schluckversuch wählt die Eiferin nicht etwa Kartoffelbrei oder Ähnliches – nein, die Eiferin nimmt Joghurt. Grundsätzlich gut ist das Ansinnen, etwas «Festeres» als Wasser zu verwenden, weil Wasser auf jeden Fall zügiger in die Luftröhre geraten kann als ein sämiger Joghurt, den man auf dem Weg in die falsche Richtung notfalls noch absaugen kann. Allen Milchprodukten aber ist eines zu eigen: Sie produzieren Schleim. Kein Sänger würde beispielsweise vor seinem Auftritt ein Glas Milch trinken, es sei denn, er möchte schleimgurgelnd herumknödeln und damit die Opernabonnenten vergrätzen.

Eine Stunde später haben Herr Karamoglu und ich den Salat: Massen von Schleim muss ich dem armen Mann in viertelstündigen Abständen aus der Kanüle saugen.

Das ging aber ganz gut.

Ebenfalls Verwendung findet dieser Satz bei Mobilisierungsversuchen von Patienten, die im Grunde schon im Ruhezustand grenzwertige Blutdrucke oder Sauerstoffsättigungen aufweisen. Anschließend wird sich darüber gewundert, dass sich der Zustand eines Patienten nach einer Mobilisation auf die Bettkante oder gar auf einen Stuhl beachtlich verschlechtert. «Das ging aber ganz gut» bezieht sich ausschließlich darauf, dass der Patient mühelos aufgestanden ist – die Folgen dieses Tuns stehen anschließend lediglich auf dem Kurvenblatt, auf dem eine erneute Intubation und Beatmung des Patienten dokumentiert wird.

Einer der Gründe für diese Hauruck-Aktionen ist sicherlich die ungenügende «Lob-Kultur». Es fehlt zunehmend die Ermutigung durch Schichtleitung, Pflegeleitung und auch durch Kollegen.

Hat ein Mensch auf der Bettkante gesessen, kommt später vielleicht die Eiferin daher und sagt: «Eine halbe Stunde im Sessel hätte ihm sicher auch gutgetan!», und schon ist alles wieder vernichtet. Der rote Faden, der bereits in der Fachausbildung gesponnen wurde, zieht sich so stetig durch den Berufsalltag: Du machst es gut, aber es reicht nicht.

Oftmals sind es die Angehörigen, denen Fortschritte am ehesten auffallen. Natürlich sind auch die Ärzte zufrieden, wenn der Patient schon kleine Portionen essen oder eine Stunde im Sessel sitzen kann, ohne danach wieder intubiert werden zu müssen. Aber die Angehörigen haben eine entsetzliche Zeit der Sorge und Angst hinter sich und sind oftmals völlig perplex, wenn sie zu Besuch kommen und plötzlich sehen, dass der Lebensgefährte oder die Ehefrau bereits im Sessel sitzend auf sie wartet. Die anfangs bedrohliche Situation scheint dann hinter ihnen zu liegen, und es ist schön zu sehen, wenn im Zimmer so eine Art Kaffeekränzchen-Stimmung herrscht, wenn gelacht und geredet wird. Das zeigt uns sehr direkt, dass sich die Arbeit gelohnt hat, und ich bewerte die Freude der Angehörigen durchaus als Lob.

Unumgänglich bei der Arbeit auf einer Intensivstation ist neben allen Fachkenntnissen und Erfahrungen eine Art «elastisches Gewissen», um das vermeintlich Beste für die Patienten herauszuholen. Und genau das ist immer wieder ein Vabanque-Spiel: Schätze ich den Menschen richtig ein? Fordere ich zu viel oder zu wenig? Was möchte der Patient, und was auf gar keinen Fall? Ab wann nennt man das, was ich tue, Zwang, und wo ist es noch Überredungskunst?

Die Entscheidung, Frau Dietrich einen ruhigen und erholsamen Nachmittag nach einer unruhigen und schockierenden Nacht zu gönnen und sie später zu mobilisieren, war aus sportlicher Sicht wahrscheinlich regelwidrig. Aber zu sehen, dass sich die Patientin nach ihrem ausgiebigen Mittagsschlaf erholt und mit Appetit gegessen hat, ist ein ausreichender Beweis dafür, dass das Respektieren individueller Wünsche nicht nur sinnvoll, sondern wichtig ist. Der Vorteil eines «elastischen Gewissens» besteht im Wesentlichen darin, genauer darüber nachdenken zu können, was ich von den Patienten eigentlich will und daher nicht sofort organisieren muss. Ich bin sehr glücklich darüber, dass mir mein Gewissen mittlerweile nicht ab Dienstbeginn sofort in meine Planung grätscht und mit einer Stoppuhr nervt, um mir weiszumachen, dass Intensivpflege eigentlich Akkordarbeit ist.

Einerseits von der «lieben kleinen Omi» zu sprechen, sie andererseits ratzfatz aus dem Bett zu zerren, obwohl sie sich mit Händen und Füßen dagegen sträubt, kann nicht «gut» sein, sondern erfüllt lediglich das Plansoll. Und da ist eine gewisse Distanzlosigkeit gerade recht: die «Omisierung» degradiert ein Individuum zu einer Art Werkstück, mit dem man dann kraft seines Amtes machen kann, was man will.

Gerade die Eiferin ist eine von jenen, die mit alten Menschen zu sprechen pflegt, als seien sie Vierjährige und zudem stocktaub. «Wir wollen Sie nochmal auf die andere Seite drehen!», zwitschert es phonstark aus dem Zimmer über den Flur.

«Ich creme Ihnen auch nochmal eben den Popo ein!»

Wie schön – jetzt wissen alle Bescheid.

Das Problem ist, dass die Superschwester mit ihrem Fleiß und ihrem Bemühen, alles richtig zu machen, ihre Loyalität zu einem System unter Beweis stellen möchte, welches durch Missmanagement, Fehlplanungen und Überheblichkeit immer mehr einfordert: Mit immer weniger Personal sollen immer mehr Patienten versorgt werden. Das, was wir vor wenigen Jahren noch in einem angemessenen Zeitrahmen geschafft haben, wird jetzt zunehmend zu einer Art Patienten-Rallye, bei der jeder verzweifelt versucht, in einer utopischen Bestzeit alle in ein wie auch immer geartetes Ziel zu bringen, einschließlich Boxenstopp und Reifenwechsel. Je mehr der Druck von außen zunimmt, umso mehr erhöht er sich innerhalb eines pflegerischen und ärztlichen Teams, und das äußert sich in Schuldzuweisungen, Misstrauen und Geläster. Es gilt, zu jeder Zeit alles und jeden zu retten und trotz Übermüdung, Überforderung und Überlastung immer noch eine gute Idee zu haben – und niemals zu sagen: «Das geht nicht.»

Die Superschwester ist wie wir alle gefangen in einem Netz aus Verpflichtung, Loyalität und Richtigmachertum. Wir zappeln alle mehr oder weniger hilflos in den klebrigen Fäden und versuchen uns verzweifelt in Gegenwehr, was nicht immer einfach ist, denn oft müssen Sachen in großer Eile geplant, entschieden und erledigt werden. Man ist dann einfach gut beraten, einmal tief durchzuatmen und die Dinge hinzunehmen, wie sie gerade sind, und die kritische Diskussion zu führen, wenn wieder Ruhe eingekehrt ist.

Wie eine hysterische und frustrierte Drohne wirkt die Superschwester, die von allen anderen erwartet, dass sie das Gleiche wollen wie sie. Auf sicherer Schiene gleitet die Superschwester auf den Kufen der Verpflichtung rumpelnd durch den Dienstalltag, und manch einer wundert sich, dass es sie nicht schon längst aus der Kurve gehauen hat. Was die Superschwester sagt, hat Gewicht, und wer Widerspruch wagt, wird im Nachtdienst das nächste Opfer bei der dienstplangestützten Gruppennörgelei.

Ich werde mir mit den anderen dafür im Spätdienst die Hacken abrennen, die Treppen zum Labor hinauf- und wieder hinunterlaufen, wir werden gemeinsam 120 Kilo schwere Männer auf Bettkanten wuppen, um sich schlagende Frauen bändigen, Angehörige trösten und über den von ihnen mitgebrachten Kuchen jubeln, einen gerade eingelieferten Mann eine Stunde lang reanimieren und uns schließlich freuen, dass Herr Karamoglu mit seiner strahlenden Tochter problemlos fast eine ganze Schale Erdbeeren aufgegessen hat. All das werde ich im Spätdienst abarbeiten und erleben, mit genau den Kollegen, von denen die Superschwester regelmäßig behauptet, sie seien faul und machten ihre Arbeit nicht gut. Ohne diese Kollegen ginge die Superschwester mit Mann und Maus unter.

Schauen wir also ruhig noch ein Weilchen zu, wie sie sich um den Verstand strampelt und tagtäglich versucht, die größte Leuchte auf der Station zu sein, und ermutigen wir uns mit Karl Kraus' großartigem Lehrsatz:

«Wenn die Sonne der Kultur niedrig steht, werfen selbst Zwerge einen langen Schatten.»

OBEN & UNTEN

■ Unter den zahlreichen Patienten auf der Intensivstation gibt es auch Privatpatienten. Auf einer Privatstation haben diese Patienten den Vorteil, dass sie sich ihr Krankenlager nicht mit drei oder vier anderen teilen müssen, die im TV noch zwei Stunden «Das Frühlingsfest der Volksmusik» sehen wollen. Sie haben in der Regel ein Einzelzimmer, in dem sie sich in Ruhe ungestört durch sämtliche Kanäle zappen können, und an ihrem Schnarchen stört sich auch niemand. Aber nicht nur die Unterbringung im Einzel- oder höchstens Zweibettzimmer ist ein wesentlicher Vorteil – auch OP-Termine kommen schneller zustande, und die dafür erforderlichen Untersuchungen gehen ebenfalls zügiger über die Bühne.

Dass Privatpatienten deshalb eine langwierige Intensivkarriere nicht erspart bleibt, die sich gegebenenfalls nicht in einem Einzelzimmer abspielt, versetzt sie und ihre Angehörigen oftmals in Erstaunen. Und weil sie dem Irrglauben unterliegen, der Chef würde höchstpersönlich seine hütende Hand vierundzwanzig Stunden über das gesamte Prozedere halten, ist das Erwachen böse, wenn die Nachbehandlung eine Entwicklung nimmt, mit der niemand gerechnet hat.

Frau Roses Herzoperation stand unter einem erdenklich schlechten Stern, denn wenige Stunden nach der OP waren bei der Patientin deutliche Infarktzeichen zu sehen. EKG-Veränderungen und ein Anstieg der Enzyme, die auf einen hohen Muskelgewebsniedergang schließen ließen, sorgten bei den Ärzten für Unruhe. Um erkennen zu können, ob einer der drei Bypässe sich nach der Operation wieder verschlossen hat, mussten wir Frau Rose mit der mobilen Beatmungseinheit zur Herzkatheteruntersuchung fahren und boten den interessiert guckenden Cafeteria-Besuchern eine spannende Vorführung, als wir mit dem schwerfälligen und piependen Gerät am Fußende von Frau Roses Bett durch die sich auf dem Flur teilende Menge ratterten.

Zwar konnte der schon wieder verstopfte Bypass erneut gangbar gemacht und Frau Rose wieder zurück auf die Intensivstation gefahren werden, aber bei der Herzkatheteruntersuchung hatte sich leider ein Stück Kalk aus der Aorta gelöst und verstopfte ein wichtiges Gefäß für die Durchblutung des Darmes, was für uns vorerst unsichtbar blieb. Am nächsten Mittag wurde Frau Rose extubiert und wirkte zwar geschwächt, war aber einigermaßen guter Dinge. Am Nachmittag klagte sie plötzlich über zunehmende Schmerzen im Bauch und fühlte sich furchtbar elend. Sie schickte sogar ihren Ehemann nach Hause, weil sie sich so jämmerlich vorkam. Je länger sich dieser Zustand hinzog, umso enger wurden die Kreise, die Frau Anzug um sie zog. Auch der Chef war nicht zufrieden – es ging schließlich um «seine» Patientin, das könne doch wohl nicht sein, was im Grunde nichts anderes hieß als: «Ich habe erstklassig operiert, und ihr versaut mir das Ergebnis.»

Frau Anzug ließ sich von diesem Kommentar indes nicht beirren. Sie versuchte zuerst den irritierten und besorgten Herrn Rose zu beruhigen, dem die nackte Angst in den Augen stand, und versprach ihm, dass man ihn bei einer Verschlechterung des Zustands seiner Frau unverzüglich anrufen würde. Nur zögernd verließ Herr Rose die Station, so sehr zog es ihn zu seiner leidenden Frau. Nachdem sich Frau Anzug ohne großes Zögern mit den Bauchchirurgen kurzgeschlossen und deren Chef ebenfalls einen kritischen Blick auf Frau Roses Bauch geworfen hatte, kam man zu der Verdachtsdiagnose Mesenterialinfarkt, und schon wurde Frau Rose erneut in den OP gefahren, wo sich der Verdacht bestätigte und man ihr ein etwa achtzig Zentimeter langes Stück abgestorbenen Dickdarm entfernte. Beatmet und mit einer beachtlichen Menge Drainagen versehen, aus denen Blut und andere Sekrete abliefen, lag Frau Rose nun ohne sichtbare Besserung beatmet in ihrem Bett und glitt allmählich und unaufhaltsam in ein Multiorganversagen, während wir mehr oder weniger hilflos daneben standen.

Als ich zwei Tage danach zum Spätdienst komme, wirkt Frau Rose wie ein kleines welkes Blümchen. Kabel umranken sie wie Efeu, Medikamentenzuleitungen schlängeln sich an ihrem Kissen entlang, schräg über ihr flackern in diversen Farben Kurven über den Monitor, der Herzfrequenz, Blutdruck und Sauerstoffsättigung anzeigt, direkt neben ihr steht das rhythmisch schnaufende Beatmungsgerät. Auf der rechten Seite blinken die Zahlen der Spritzenpumpen, darüber baumelt eine stattliche Traube aus Infusionsflaschen. Und links neben dem Bett thront ein Hämofilter, weil Frau Roses Nieren innerhalb kürzester Zeit ihren Dienst quittiert haben. Es ist schwierig, an Frau Rose heranzukommen, ohne mit dem Bein in den Zuleitungen des Hämofilters hängen zu bleiben und alles auseinanderzureißen. Um die alte Dame abzusaugen und ihre Zähne zu putzen, muss ich mich an der gesamten Breite des Gerätes vorbeischlängeln. Sie tut mir unglaublich leid. Zwei Tage zuvor habe ich mitbekommen, wie ihre Schmerzen immer unerträglicher und sie immer unruhiger wurde, weil fast jede Minute jemand anderes im Zimmer stand, um sie zu untersuchen. Sie ertrug das alles sehr tapfer, und als ich sie in den OP begleitete und ihr alles Gute wünschte, drückte sie kurz meine Hand und sagte: «Ach, Schwester, das wird schon.»

Daran muss ich jetzt denken, und ich befürchte, dass das, was da wird, nicht im Sinne von Frau Rose sein wird.

Pünktlich zu Beginn der Besuchszeit kommt Herr Rose. Er wirkt in sich gekehrt und hat dunkle Augenringe, weil ihn die Angst um seine Frau kaum noch schlafen lässt. Sorgfältig hängt er seine Jacke an den Haken neben der Zimmertür und betritt mit sorgenvoller Miene das Zimmer seiner Frau. Heute hat er zur moralischen Unterstützung seine Tochter mitgebracht, die im Gegensatz zu ihrem Vater kühl und arrogant wirkt. Sie begrüßt mich auch nicht, sondern nickt mir lediglich zu.

Der Anblick des Hämofiltrationsgerätes neben dem Bett seiner Frau jagt Herrn Rose einen gewaltigen Schreck ein.

«Was ist das denn für eine Maschine?», fragt er bekümmert. Ich erkläre ihm, dass damit die Nierenfunktion seiner Frau unterstützt wird, die sich als Folge der Komplikationen verschlechtert hat und dass … weiter komme ich nicht, weil die Tochter das Wort an sich reißt. In schnippischem Tonfall verkündet sie, sie habe sich im Internet schlau gemacht.

Jetzt leide ich. Im Internet verplempert ja mittlerweile jeder Hans und Franz seine wertvolle Freizeit, um zu dem Schluss zu kommen, wo und wann welche Fehler gemacht worden sind.

Die Tochter beendet ihre schrille Anklage mit der Anmerkung, zu Hause habe ihre Mutter auch keine Probleme mit den Nieren gehabt. Ich würde gerne erwidern, dass ihre Mutter zu Hause auch weder am Herzen noch am Darm operiert worden war, ohne jedoch, dass ich damit der ohnehin gereizten Stimmung die Krone aufsetzen würde. Herrn Rose ist der aufgeblasene Auftritt seiner Tochter sichtlich unangenehm.

«Nun lass doch die Schwester in Frieden, die kann da doch auch nichts für!», versucht er ihr in die Parade zu fahren, aber die Tochter lässt seinen Einwand nicht gelten.

«Ach Vati, Mutter liegt hier erster Klasse. Da kann man ja wohl erwarten, dass das hier ordentlich gemacht wird!»

Diese ondulierte Trulla mit ihren Perlenohrringen und ihrem

Erste-Klasse-Gehabe geht mir mit einem Mal gewaltig auf die Ketten. Mir leuchtet vollkommen ein, dass sie große Angst um ihre Mutter hat, und dafür habe ich alles Verständnis der Welt. Aber es ist nicht nur dumm, sondern auch dreist zu glauben, dass man nur ausreichend lange durch das Internet surfen muss, um der zuständigen Krankenschwester die Leviten zu lesen und patzig auf den «Klassenerhalt» der Privatpatienten zu pochen. Ich verlasse unter einem Vorwand das Zimmer und hole Frau Anzug, die sofort die Augen verdreht, nachdem ich sie über den Grund der etwas gereizten Stimmung bei Frau Rose in Kenntnis gesetzt habe. Sie kommt gleich mit.

«Guten Tag, ich bin die Stationsärztin, was kann ich für Sie tun?», fragt Frau Anzug freundlich, und dann muss auch sie in toto die «Internet-und-alles-falsch-hier-und-die-Niere-was-ist-damit?!»-Suada über sich ergehen lassen. Frau Anzug hört der Perle geduldig zu, nickt an entscheidenden Absätzen mit dem Kopf und holt nach Beendigung der Litanei unauffällig tief Luft, um den beiden mit einer Engelsgeduld und in epischer Breite zu erklären, warum der Darm geschädigt ist, warum die Niere nicht mehr «mitspielt», welche Untersuchungen bereits durchgeführt wurden und was dabei herauskam. Also einfach alles. Die Tochter steht mit verschränkten Armen und zusammengekniffenem Mund vor ihr. Offenbar ist sie stinkwütend, weil sie merkt, dass man sich solche Informationen wohl doch nicht einfach «aus dem Netz ziehen» kann und dass Frau Anzug ihr mit ihrer bestimmten Freundlichkeit sukzessive den Wind aus den Segeln nimmt. Herr Rose steht daneben und guckt auf den Fußboden. Das aufgebrachte Gezeter seiner Tochter sowie die gründliche Zusammenfassung von Frau Anzug erinnern ihn einmal mehr daran, wie schlecht es um seine Frau bestellt ist.

Und nun passiert das, was wir alle aus Arztserien kennen: Ein attraktiver Endvierziger betritt das Zimmer, im frisch gestärkten weißen Kittel, sein graumeliertes, volles Haar ist ordentlich gescheitelt. Er trägt Collegeschuhe in zurückhaltendem Dunkelblau, und eine blau-rot gestreifte Krawatte leuchtet unter dem hellblauen Button-down-Hemdkragen hervor. Genau so ist es, exakt genau so. Als ich diesen Mann zum ersten Mal gesehen habe, ist mir die Kinnlade heruntergeklappt; ich hätte es nie für möglich gehalten, dass Klischees derart bestätigt werden können.

«Guten Tag, Herr Rose!», begrüßt uns der Chef mit sonorer Stimme und schüttelt Herrn Rose die Hand.

«Aah, und die Frau Tochter, hallooo!», flötet er mit einem beispiellosen Zahnpastalächeln, und die «Frau Tochter» strahlt wie die liebe Sonne im Mai. Ich bekomme schlagartig Sodbrennen.

Da der Chef in dieser Situation auch nichts anderes machen kann, als abermals alle Ereignisse und ihrer Konsequenzen zusammenzufassen, und trotzdem nicht untätig wirken möchte, befragt er Frau Anzug zu den Untersuchungen wie Röntgen, Computertomografie sowie nach Änderungen im Antibiotikaschema, dies zudem in einem Tonfall, der Frau Anzug aus mündlichen Examensprüfungen sattsam bekannt ist. Das befeuert die Annahme der Tochter von Frau Rose, dass Assistenzärzte nur dranbleiben, wenn man beim ersten Besuch ordentlich auf den Putz haut, bis sich der Chef mit seinem umfassenden Fachwissen gewinnbringend einklinkt. Was sie dabei leider verkennt, ist die Tatsache, dass all diese Untersuchungen schon längst durchgeführt wurden und dass sie und ihr Vater bereits mit den Ergebnissen konfrontiert worden sind – von Frau Anzug. Die Tochter klebt dessen ungeachtet an den Lippen des Chefs, nickt verständnisvoll, runzelt besorgt die Stirn, lächelt freundlich, und ich stehe daneben und kann es nicht fassen. Da muss nur der Chef kommen, zwei gepflegte Zahnreihen blitzen lassen, alles noch einmal wiederholen, was schon erörtert wurde, und erst dann endlich keimt so etwas wie Verständnis auf? Der erzählt doch nichts Neues! Der hat lediglich mehr Zeit zum Quatschen – und er ist der Chef.

Je länger ich den Job hier mache, desto mehr ärgert mich dieses immer wiederkehrende Schema F.

«Wir dürfen die Hoffnung nicht aufgeben», schnarrt der Chef. Kurz begegnen sich die Blicke von Frau Anzug und mir, sie zieht – nur für mich sichtbar – genervt ihre Augenbraue hoch. Um sein Engagement zu untermauern, drückt der Chef ohne Gummihandschuhe auf dem Bauch von Frau Rose herum und spielt «Untersuchung», danach jazzt er Frau Anzug lässig ein paar Anordnungen herüber, desinfiziert sich großspurig die Hände und verabschiedet sich freundlich per Handschlag von «Frau Tochter» und dem verunsichert wirkenden Herrn Rose. Im Raum steht eine Note von Weihrauch und Myrrhe. Die Tochter ist nun milde gestimmt, und ich bin erneut erstaunt über die Tatsache, dass Menschen diese Show tatsächlich ernst nehmen und der Chef seinen Auftritt absolut ernst meint.

Ich benötige dringend eine kurze Auszeit und melde mich schnell bei der Bohnenstange ab, der im Nachbarzimmer arbeitet, um genervt eine Zigarette zu rauchen. Wenige Minuten später kommt Frau Anzug hinterher.

«Die hat sie ja wohl nicht mehr alle!», knurre ich. Frau Anzug fängt an zu lachen und sagt: «Die Tochter wollte die Show, und die hat sie nun bekommen. Am Zustand der Mutter ändert das rein gar nichts.»

Wir drücken unsere Zigaretten aus. «Und dann dieser Auftritt mit den Anordnungen, das war doch pure Reviermarkierung!», rege ich mich auf. Ja, einmal richtig Beinchen heben, mehr war das eigentlich nicht. Frau Anzug schmunzelt und klopft mir beschwichtigend auf die Schulter. Sie hat recht: Wozu sich aufregen?

Die meisten Angehörigen lassen sich von Chefärzten beeindrucken. Es ist ja auch ein eklatanter Unterschied, ob man in die Kirche oder zur Papstaudienz geht. Und selbst in der Klinik versetzt der Glaube Berge, obgleich doch alles eigentlich auf Daten, Wissen und Können fußt: Der Chef ist nicht umsonst Chef, der Chef wird das richten, der Chef macht das schon, er ist Daten, Wissen und Können in persona. Es wird uns zudem frühzeitig beigebracht, dass man Respekt vor jedweder Sorte Chef zu haben hat, völlig egal, wie man ihn findet und was er überhaupt sagt. Das Wissen um diese antiquierten Machtspielchen ist eine der ersten Lektionen, die man als Krankenpflegeschülerin lernt, und man gewöhnt sich irgendwann daran. Man muss nur aufpassen, dass man in der Ausbildung nicht zu lange auf einer Privatstation festhängt, weil man sonst irgendwann anfängt zu glauben, dass es tatsächlich primär um die Zufriedenheit des Chefs und nicht um das Wohl der Patienten geht.

Meine schönste Chefvisite spielt sich etwa Mitte der Neunziger auf der Normalstation ab, auf der ich vor meinem Wechsel auf die Intensivstation etwa ein Jahr lang gearbeitet habe. Dort gab es vier Zimmer für Privatpatienten, und jeden Donnerstag schritt der Chef durch sein Revier, während wir vorher wie die fleißigen Bienchen über den Flur und durch Patientenzimmer summten, damit der Chef alles so vorfindet wie gewünscht.

In dieser Hinsicht sind Chefs durchaus eigen. Der eine will alle Röntgenbilder, der andere nur das aktuelle an den Fenstern kleben haben, der eine will vorher seinen Kaffee mit Milch, der andere danach und schwarz – und alle wollen, dass den Stationsärzten einzelne Laborwerte auf Kommando aus dem Kopf purzeln und die Krankenschwestern artig, folgsam und schweigend unaufgefordert Akten parat halten. Obwohl alle diesen Wirbel albern und überflüssig finden, weil es sich hier einmal mehr nur um einen Auftritt handelt, den die Assistenzärzte alltäglich inhaltlich wesentlich wertvoller und in doppelter Geschwindigkeit bewerkstelligen, erledigen wir diese Aufgaben – je tadelloser die Vorbereitung, umso perfekter die Show. Während also die Stationsärzte verbissen alle Patientendaten zusammenraffen, sind wir damit betraut, alle Patienten vor Ort zu behalten, denn wenn der Chef kommt, sollte niemand bei der Krankengymnastik, beim Röntgen oder gar beim Rauchen sein. Alle sollen gewaschen und gut gelaunt sein und sich auf dem besten Wege der Genesung befinden. Manch ältere Dame lässt es sich nicht nehmen, mit unserer Hilfe ein leichtes Tages-Make-up aufzulegen. Das sind Momente, in denen ich mich frage, ob ich noch Krankenschwester bin oder Kostümbildnerin.

Dann fliegt mit grundsätzlich fünfminütiger Verspätung die Stationstür auf, und der Chef betritt in seinem hochgeschlossenen blütenweißen Kittel die Station. Seine Aura erleuchtet den düsteren Flur, und sein Antlitz spiegelt sich auf dem blitzblank gebohnerten Linoleum wieder. Sein gütiges und joviales Lächeln lässt Hoffnung für alle Kranken und Siechenden aufkeimen, das Personal steht ausgeschlafen und motiviert parat. Alle sind bereit, dem Chef zu zeigen: «Was du uns gesagt hast, haben wir getan – sieh nun, wie gut es gediehen ist!»

An dieser Stelle möchte ich eindringlich betonen, dass es keine gute Idee ist, den Chef zu duzen. Ein Chefarzt scheint tatsächlich noch größer zu sein als ein Gott, der von den zu ihm Betenden ja durchaus geduzt wird – wer einen Chefarzt duzt, ist des Teufels und wird das deutlich zu spüren bekommen. Im Klinikalltag duzen im Einzelfall lediglich zwei Personengruppen den Chef: Kinder und Schleimer.

Ohne großes Vorgeplänkel geht die Visite los, denn so ein Chef hat nicht viel Zeit: Er ist sich seiner Rolle bewusst und blickt ernst und mit entschiedener Miene dem Patienten in die Augen. Widerworte lässt er selbst bei ihnen nicht gelten.

Hinter ihm reihen sich die Oberärzte auf, ebenfalls mit Würdenträgerblick, und dahinter die etwas nervös wirkenden Stationsärzte. Das Schlusslicht bin – betont lässig – ich, mit einem mächtig schweren, wackeligen Wägelchen, das bis zum Rand mit sämtlichen Patientenakten vollgepackt ist. Eigentlich müsste meine Stationsleiterin mitgehen, denn so klafft eine beachtliche hierarchische Lücke zwischen dem Stationsarzt und mir. Sie macht diesen Unfug im Gegensatz zu mir dagegen schon seit zwei Jahrzehnten mit und kennt alle Spitzfindigkeiten, weshalb sie es aus taktischen Gründen vorzieht, das Telefon in unser aller Abwesenheit zu beantworten und im Hintergrund alles wegzuarbeiten, woran der Chef sich später beim Kaffee stören könnte.

Der Oberarzt öffnet die Tür des ersten Patientenzimmers und lässt dann den Chef eintreten, der mit einem launigen «Guten Morrrgen!» die Sitzung eröffnet. Die Patienten sitzen kerzengerade in ihren Betten und strahlen den Klinik-König an. Der Chef startet nun seine Charmeoffensive, die vornehmlich nur den Patienten gilt. Der Chef ist derjenige, der hier das Zepter in der Hand hat, und nimmt sich das Recht heraus, uns, das Fußvolk, notfalls auch vor den Patienten zusammenzufalten, was ihm im Bedarfsfall eine zusätzliche Dosis Respekt verschafft.

Die klassische Eröffnungsfrage gilt dem Befinden, und für alle Beteiligten ist es eine große Erleichterung, wenn die Antwort «Danke, Herr Professor, mir geht es hervorragend!» lautet, denn günstigstenfalls quittiert der Chef diese Aussage später mit der lang ersehnten Entlassung. Spätestens jetzt dreht sich der Chef um und erbittet die Herausgabe der Patientenkurve, fragt gleichzeitig nach Laborwerten, die dem sich hastig räuspernden Stationsarzt etwas stockend aus dem Mund fallen und gelegentlich von der Krankenschwester, die bereits die Akte in der Hand hält, im Flüsterton korrigiert werden müssen. Was es denn da zu flüstern gäbe, fragt der Chef nach. Ich hatte geflüstert und behaupte: «Das war sicher nur der Wind!»

«Sie sind eine humorige junge Frau», versucht der Chef seine dezente Vergnatztheit zu überspielen, und ich bedanke mich artig. Ich will mein Pulver nicht schon im ersten Zimmer verschießen und bewahre mir den Hofknicks für später auf.

Ich versuche mich auf meine Aufgaben zu konzentrieren, denn für mich sind Chefvisiten gefährliches Terrain: Ich finde das ganze Getue so dermaßen lächerlich, dass ich irgendwann nicht mehr weiß, wo ich noch hingucken soll, und mit verzerrtem Gesicht von all dem unterdrückten Gelächter konzentriert in eine Ecke stieren muss, um nicht unangenehm aufzufallen. Oder ich fange an mich zu langweilen, konzentriere mich nicht und habe nicht rechtzeitig die richtige Akte parat. Dann werde ich unwirsch von der Seite angefahren: «Ja, schlafen Sie denn, Schwester?» Zu all dem habe ich zu schweigen und gute Miene zu machen, was mir von Minute zu Minute schwerer fällt.

Heute kann die Visite in diesem Zimmer ohne weitere Vorkommnisse beendet werden, allen wird «Alles Gute weiterhin!» gewünscht, und ich habe nun die Aufgabe, die Tür zu öffnen und darf zuerst mit meinem Kurvenwagen aus dem Raum rumpeln, während sich die Kolonne umsortiert, damit dieselbe Reihenfolge wie beim Betreten des Zimmers bestehen bleibt. Der ganze Tross zockelt hinter dem vermeintlich enthusiastischen Chef hinterher, der mit guter Laune Interesse an einzelnen Patientenschicksalen heuchelt, um später die gesamte Mannschaft auf dem Flur dafür rundzumachen, dass da ein zig Tage altes Röntgenbild nicht in der Galerie am Fenster geklebt hat. Mit auswendig gelernten Gebärden unserer Empathie passieren wir ein Zimmer nach dem nächsten, und die Stationsärzte werden unter dem Druck zunehmend fahriger. Nur so kann ich mir erklären, was vor dem vorletzten Zimmer geschieht: Der Chef tritt ein, «Guten

Morrrgen!», alle hinterher, zuletzt der Stationsarzt und –
bumm! – knallt die Tür vor meiner Nase zu. Ich bemühe mich
gerade um eine schnurgerade Einfahrt mit diesem plumpen Kurvenwagen und setze das schwere Ding knackend an das Holzfur-
nier. Mit schreckgeweiteten Augen in der Größe einer Wanduhr
reißt der Stationsarzt die Tür wieder auf und lässt mich herein.
Aus dem Mund des Chefs schwallt schon ein ungehaltenes «Wo
bleiben Sie denn?!».

«Danke, mir ist nichts passiert!», flöte ich und liefere die Akten für den Showdown: Im Zimmer liegt eine Frau, die nach
einem Schlaganfall halbseitig gelähmt ist. Und leider hat die
Patientin soeben abgeführt; die trockene Heizungsluft im Raum
ist mit dem charakteristischen atemberaubenden Gestank ge-
schwängert. Der Chef ist pikiert – wie kann es sein, dass es zur
Visite in einem Privatzimmer derartig stinkt? Mit verkniffenem
Mund steht der Chef an ihrem Bett und fragt: «Was soll das?»

Wir gucken uns verunsichert an. Was meint der denn?

«Warum die Frau hier in ihrem Stuhlgang liegt, will ich wissen!»

«Weil sich Därme nicht nach Visitenzeiten richten», platze
ich vorlaut heraus. Der Stationsarzt dreht sich zur Seite; ich
höre sein unterdrücktes Gekicher und versuche ernst zu gucken.

«Sie schon wieder!», faucht der Chef, «Sie kommen sich wohl
ganz besonders schlau vor, was?»

«Ich bin gar nicht so schlau», erwidere ich und folge dem
dringenden Bedürfnis, etwas gegen meinen Gesichtsverlust zu
tun, «immerhin vergeude ich meine wertvolle Zeit, die ich für
die Patientenversorgung brauche, damit, mit einem unhand-
lichen Wägelchen hinter Ihnen herzugondeln.»

Dann schlängle ich mich am Kurvenwagen vorbei aus dem
Zimmer hinaus und höre noch, wie der Chef sich aufbläst: «Was
fällt Ihnen denn ein?»

Ich finde, dass ich meine Schuldigkeit getan habe: Ich habe die Akten zur Verfügung gestellt, im Gegenzug werde ich angemeckert, und darauf habe ich nun keine Lust mehr. Im Zimmer der Patientin befinden sich ausreichend kräftige Männer, die das Wägelchen problemlos wieder herausschieben können, und ich habe Zeit, frische Wäsche und Papiertücher für die Säuberung dieser gedemütigten Frau zu organisieren.

Fragend guckt die Stationsleiterin um die Ecke. Nachdem ich ihr den Vorfall geschildert habe, empört sie sich zwar über den Auftritt des Chefs, befürchtet aber, dass es nun anstatt des gemütlichen Kaffeepäuschens überflüssigen Stunk geben wird.

«So reden Sie nicht mit mir, Sie nicht!», dröhnt El Jeffe auch schon um die Ecke und bleibt abrupt stehen, als er die Leiterin sieht. «Einen solchen Ton dulde ich nicht in meinem Haus!»

«Herr Professor, beruhigen Sie sich bitte», bleibt meine Kollegin gelassen, «Sie brüllen hier auf unserer Station auf gar keinen Fall meine Kolleginnen an.»

Wortlos gehe ich die Patientin waschen, denn jetzt kommen die Beschwichtigungen, damit der rüstige Senior nicht gleich mit einem Herzkasper in die Ambulanz transportiert werden muss. Ich habe das dringende Bedürfnis, den miesen Auftritt des Chefs mit Zuwendung wieder auszubügeln, und als das Bett frisch bezogen und das Zimmer einigermaßen gelüftet ist, lasse ich der Frau eine Handmassage zuteil werden, die sie offenkundig sehr genießt. Mit mir wieder im Reinen, verlasse ich das Zimmer.

Das Ergebnis der ganzen idiotischen Veranstaltung ist ein flächendeckender saftiger Anschiss für alle, selbst die Oberärzte, die doch «gar nichts gemacht haben», wie sie mit großen Augen und erhobenen Armen betonen. Sie sind ein bisschen grantig, als sie mich danach sehen. Nur der Stationsarzt sitzt später im Stationszimmer, lacht sich kaputt und serviert mir höchstpersönlich eine Tasse Kaffee. Meine Kollegen sind ebenfalls sehr zufrieden mit mir, weil ich den Ärger gekriegt habe und nicht sie, aber endlich mal einer den Mund aufgemacht hat. Ob es eine Strafe oder eine Belohnung ist, nie wieder für die Chefvisite eingeteilt zu werden, liegt im Auge des Betrachters. Ich sehe: Wer zuletzt lacht, lacht am besten.

Auf der Intensivstation erlebe ich die Chefvisiten komplett anders. Bevor die Ärzte aus der Nachtschicht nach Hause fahren, findet die erste Visite statt, streng getrennt von den Chefs der einzelnen Abteilungen und den Assistenzärzten, die sich oftmals erst mal das übliche «Das kann ja nicht sein» anhören müssen, wenn sie beispielsweise schildern, dass Frau Dietrich nach ihrer Herzoperation etwa einen Liter Blut verloren hat oder sich bei Frau Rose zu ihrem Multiorganversagen noch eine Sepsis dazugesellt. Die Nachblutung wird vom Chef nicht als lebensbedrohliche Komplikation aufgefasst, sondern als Vorwurf an ihn, der per se über jeden Zweifel erhaben ist.

Die Ratlosigkeit, die bei Frau Rose allmählich um sich greift, macht den Chef erst recht grantig, weil er sich Ratlosigkeit nicht erlauben kann. Die Stimmung ist morgens grundsätzlich angespannt, und nachdem die Chefs zum Frühstück den einen oder anderen Assistenzkollegen abgewatscht haben, gehen sie in Begleitung der willfährigen Oberärzte durch die einzelnen Zimmer, in denen wir bereits mit dem Waschen der Patienten angefangen haben. In den meisten Fällen gucken sie um die Ecke und brummeln einen kurzen Gruß, streichen ihren Schlips gerade und gehen ihrer Wege, was manche Patienten zu der berechtigten Frage «Wer war das denn?» veranlasst. Kommen sie jedoch zu einem Privatpatienten, wird dieser herzlich begrüßt und nach seinem Befinden gefragt, und es spielt sich eine ähnliche Show ab wie auf der Normalstation. Geht es dem Patienten gut, wird die Verlegung in Aussicht gestellt. Geht es ihm nicht gut, wird mentale Aufbauhilfe geleistet.

«Nun ja, Herr Teichmann», versucht der Chef Trost zu spenden, «das war eine große Operation, die Sie da hinter sich gebracht haben, und das dauert eine Weile, bis das heilt. Haben Sie noch etwas Geduld.»

An dieser Aufbauhilfe ist erst einmal nichts auszusetzen, würde er nicht regelmäßig augenzwinkernd folgenden Satz anschließen: «Sie sind doch bei den Schwestern hier in den besten Händen!» Was soll dieses Gezwinker? Ja, der Patient ist bei mir in guten Händen, ob es die besten sind, kann ich nicht versichern. Aber meint der Chef wirklich meine pflegerische Kompetenz oder nur mein weibliches Erscheinungsbild?

Bei Frau Rose hingegen, der es immer schlechter geht, blättert der Chef ein bisschen in den Kurvenblättern herum, schüttelt kaum merklich den Kopf und überlässt die Lösung der anstehenden Probleme wortlos den Assistenzärzten.

Parallel zu diesem Defilee hat die Visite der Assistenzärzte begonnen und bringt beim Betreten der Zimmer die pflegerische Arbeit ein weiteres Mal ins Stocken. Allerdings ist die Stimmung ungleich besser, weil sich allein schon das Begrüßungsritual wesentlich demokratischer gestaltet: Es werden alle Patienten sowie das Pflegepersonal begrüßt. Zwar hängt die Art und Weise auch wieder von der Tagesform einzelner Visitenteilnehmer ab, im Großen und Ganzen aber ist die Stimmung erträglich.

Die strikte Trennung zwischen den Chefs und den Assistenzärzten zeigt zwar deutlich, wer hier der Herr im Ring ist, macht aber die Visite nicht effizienter. Vom Chef wird ja gar nicht erwartet, dass er alles detailgenau weiß, sondern eher, dass er sich einen Überblick über die aktuellen Geschehnisse auf der Station macht, um bei kniffligen Entscheidungsfindungen als kompetenter Berater fungieren zu können. Die hierfür wichtigen Informationen bekommt er theoretisch von denjenigen, die sich die ganze Nacht um die Patientenversorgung gekümmert und demzufolge die «informelle Macht» haben – von den Assistenzärzten und dem Pflegepersonal. Ihnen sollte er im Bedarfsfall auch den Rücken stärken. Anstatt sich aber ein Best of des Krankheitsverlaufs anzuhören und im Einzelfall seine Expertise zur Verfügung zu stellen, huscht er mit den anderen Chefs aus Chirurgie und Kardiochirurgie im Eiltempo durch die Zimmer, denn dieses Fluchtverhalten verschafft ihm einen klaren Vorteil: Er kann auf «Chefniveau» bleiben und muss sich nicht mit den Alltagsbanalitäten dieser Station herumärgern, geschweige denn eine Entscheidung in einem heiklen Fall treffen. Die einmal wöchentlich stattfindende Chefvisite ist längst nicht so prunkvoll wie damals auf der Normalstation. Niemand vom Pflegepersonal muss mehr einen mit Akten vollgestopften sperrigen Wagen durch die Abteilung schieben, denn die Patientenkurven befinden sich allesamt am Bett des Patienten, und vorher wird weder Budenzauber mit Röntgenbilddekoration noch Kaffeekochen betrieben. Auch gibt es keine Gewähr für meine Anwesenheit. Im Zweifelsfall helfe ich nämlich gerade der Bohnenstange beim Betten.

Nachdem die Tochter von Frau Rose in den Genuss der chefärztlichen Einschätzung gekommen ist, gibt sie sich Mühe, freundlicher zu sein. Herr Rose ist fassungslos.

«Das klingt ja alles gut und schön», überlegt er laut, «aber meiner Frau geht es ja trotzdem von Tag zu Tag schlechter.»

Da hat er recht. Da der Chefarzt seine Tochter auf den Höhenflug mitgenommen hat, erwidert sie bloß: «Vati, du hast doch gehört, dass der Chef gesagt hat, man soll die Hoffnung niemals aufgeben, und ich glaube, der Chef kriegt das alles wieder hin!» Das Problem in einer solchen Situation ist, dass die Angehörigen nicht unterscheiden können, ob die Sätze ausschließlich der Beruhigung dienen und ob es sich um eine realistische Einschätzung der brenzligen Lage handelt, in der sich Frau Rose unzweifelhaft befindet. Die Aussagen des Chefs dienen sowohl dem Chef als auch den Angehörigen als Tranquilizer, denn mit der Realität sind diese Erklärungen nicht zu vereinbaren. Zudem blenden die Angehörigen vollständig aus, dass das Pflegepersonal und die Ärztinnen und Ärzte vor Ort den wesentlich besseren Überblick über die Entwicklung bei Frau Rose haben, weil wir uns nonstop mit dieser Frau beschäftigen – im Gegensatz zum Chef, der höchstens ein paar Minuten vorbeischaut und lediglich so tut, als wäre er im Bilde. Hier bekommen ahnungslose Angehörige vorgegaukelt, dass es auch in der Realität so läuft wie in ihren Lieblings-Arztserien.

Als ich am nächsten Nachmittag zum Spätdienst erscheine, traue ich meinen Augen kaum: Frau Rose sieht aus wie eine Qualle. Schuld daran ist eine schwere Sepsis. Die Zellmembranen sind durchlässig geworden, sodass sich das Wasser aus den Zellen im Gewebe niedergelassen und alles hat aufquellen lassen. Und als Folge der leck geschlagenen Zellmembranen im Gefäßsystem ist der Blutdruck von Frau Rose noch schlechter stabil zu halten als am gestrigen Tag. Jetzt wird es allmählich ungemütlich. Der Giftzwerg steht kopfschüttelnd und mit wirren Haaren am Kurvenwagen, deutet mit dem Kugelschreiber auf die immer höher gestellten Katecholamingaben und zuckt mit den Schultern.

«Die arme Frau! Und dann kommt hier heute Morgen der Chef reingelatscht und sagt ‹Das kann ja nicht sein›! Was bitte hat er sich denn vorgestellt? Dass Frau Rose die Augen aufklappt und ‹Guten Morgen, Herr Professor!› flötet? Ist dem Chef nach all den Dienstjahren nicht klar, dass es signifikante Unterschiede zwischen einer Intensivstation und einem Märchenwald gibt?»

Der Giftzwerg und die Eule haben sich im Frühdienst redlich

bemüht, den Blutdruck von Frau Rose zu stabilisieren, und dabei zunehmend den Eindruck gewonnen, dass Frau Roses Krankheitsverlauf lebensbedrohlich ist. Mir graut bereits vor der Besuchszeit. Hoffentlich ist nicht wieder die Zicke mit den Perlenohrringen dabei, denke ich und finde mich gleichzeitig gemein.

Während der Visite macht die Eule deutlich, dass die rapide Abwärtsspirale uns nicht mehr viel Zeit zum Nachdenken lässt und hier schon ein intensivmedizinisches Wunder passieren müsste, damit Frau Rose dieses Desaster überlebt. Frau Anzug nickt bedächtig, ich nicke mit. Etwas anderes als an ein Wunder zu glauben, scheint kaum möglich; und die Eule schlägt vor, mit den Chefs der Kardiochirurgie und der Bauchchirurgie zu diskutieren, wie es hier weitergehen soll. Wir finden, dass dies ein guter Einfall ist, immerhin effizienter als das klassische «aggressive Zuwarten», wo man im ungünstigsten Fall in einer Situation eine Entscheidung treffen muss, in der es eigentlich schon zu spät ist. Die berechtigte Befürchtung vom Vollbart ist jedoch, dass die Bauchchirurgen sagen werden, der Darm habe sich doch prima erholt, und wir genauso klug sind wie vorher. Der Vollbart entschließt sich, Herrn Rose einmal zu fragen, ob er sich mit seiner Frau schon mal darüber unterhalten hat, welches medizinische Vorgehen sie sich im Ernstfall wünschen würde – ob beide eher nicht von anderen Menschen und Maschinen abhängig sein möchten oder auf jeden Fall alles gemacht werden soll. Wieder nicken alle.

Nach der Visite kommen Herr Rose und seine Tochter, und diesmal grüßt sie sogar freundlich. Womöglich ist ihr klar geworden, dass sich der Zustand ihrer Mutter nicht ändert, auch wenn sie sich noch so sehr aufbläst und im Internet herumdüst. Oder der Chef hat sie so nachhaltig beeindruckt, dass sie sogar wieder ans Christkind glauben würde.

Beide stehen vor Frau Rose, und plötzlich bricht ihr Mann

in Tränen aus. «Sie sieht gar nicht mehr aus wie meine Frau», schluchzt er und putzt sich geräuschvoll die Nase, «ich glaub auch nicht, dass das wieder wird, wie soll das denn gehen?»

Und damit spricht er mir aus der Seele. Die Tochter steht daneben und versucht die Fassung zu wahren. Es ist schwierig, die richtigen Worte zu finden, deshalb hole ich den beiden einfach eine Flasche Wasser und zwei Gläser und warte, bis sie sich wieder einigermaßen beruhigt haben. Herr Rose streichelt die kleine aufgequollene Hand seiner Frau, als der Vollbart das Zimmer betritt und die beiden zu einem Gespräch mit dem Chef in das Besprechungszimmer bittet.

Als die beiden nach etwa einer Dreiviertelstunde wieder zurück ins Zimmer kommen, sind sie sehr still und völlig verheult. Sie wurden vom Vollbart mit der Aussichtslosigkeit der Behandlung konfrontiert: Frau Rose wird aller Wahrscheinlichkeit nach bald sterben. Die Therapie wird nicht mehr ausgeweitet, das heißt, es werden keine weiteren Antibiotika verabreicht und keine Reanimation mehr vorgenommen; lediglich eine ausreichende Versorgung mit Schmerzmedikamenten und Flüssigkeit wird gewährleistet. Die Gefahr, dass die arme Frau zu einer Art Werkstück der einzelnen Abteilungen wird, von denen alle noch irgendwelche «guten Ideen» umsetzen wollen, ist somit zum Glück auch ausgeschlossen.

Herr Rose ringt zitternd um Luft und sagt: «Dann soll sie sich jetzt auch nicht mehr lange quälen.»

Die Tochter nickt: «Eigentlich war das doch schon gestern klar», und sieht mich an. Was soll ich denn jetzt sagen? Natürlich war das gestern schon klar. Aber die Tochter hat ihre Mutter erst gestern zum ersten Mal gesehen, und wenn der Chef von «Hoffnung» spricht – wer weiß, vielleicht hätte ich ihm auch glauben wollen. Herr Rose nimmt seine Jacke. «Ich muss mal an die frische Luft. Kann ich nachher nochmal wiederkommen?»

«Sie können jederzeit wiederkommen», versichere ich ihm. «Erst mal vielen Dank für alles», sagt die Tochter. Dann legt sie den Arm um die Schultern ihres Vaters, und sie verlassen langsam die Station.

Wie muss das auf Herrn Rose und seine Tochter nur gewirkt haben? Am Vortag ist der Chef noch zuversichtlich, und noch nicht mal 24 Stunden später macht man den beiden die absolute Aussichtslosigkeit klar. Als ich gerade meine Siebensachen für die Mundpflege bei Frau Rose zusammengekramt habe, kommt der Chef auf die Station. Draußen wird es schon dunkel, was die trübe Stimmung verstärkt. Mitten in der hektischen Betriebsamkeit des Pflegepersonals und der Ärzte wünscht er einen kurzen informativen Gang über die Station. Zähneknirschend hastet Frau Anzug mit dem Chef durch die Zimmer; zu Frau Rose kommen sie zuletzt. Der Chef guckt auf das Kurvenblatt, nickt bedächtig und sagt: «Tja, schade, das haben wir uns alle nicht so vorgestellt.»

Als er geht, wünscht er uns allen «noch einen schönen Nachmittag». Es ist 19 Uhr 15.

Frau Rose stirbt im Beisein ihres Mannes und der Tochter am nächsten Morgen.

Es spielt keine Rolle, ob man Privatpatientin ist oder nicht – wenn man so krank ist wie Frau Rose, braucht man nicht nur eine gute intensivmedizinische und -pflegerische Versorgung, sondern auch einfach Glück. Und ein Chefarzt ist nicht «das Glück».

Den Grund dafür, warum so viele Menschen auf einer Chefarztbehandlung insistieren, kann ich nur vermuten: Sie glauben, dass der Chef grundsätzlich immer und überall alles kann. Wenn der Chef von der Sanitärfirma persönlich kommt, dann ist garantiert nie wieder das Klo verstopft, und wenn sie sich beim Chef der Käseabteilung beschweren, weil ihnen die Auszubildende einen alten Harzer untergejubelt hat, hoffen sie, dass der Käse-Chef die Auszubildende rauswirft, damit sie nie wieder einen alten Harzer auspacken müssen. Und so glauben sie folgerichtig: Wenn der Chefarzt sie operiert, geht alles ohne Komplikationen vonstatten, denn der Chef verkauft es den Patienten auch so. «Das wird schon wieder, Ihr Mann wird nach der Operation wieder ganz der Alte sein», ist so ein beliebter Reklamespruch, obwohl der Chef genau weiß, dass niemand nach einer riesigen Herzoperation und einem zwei- bis dreitägigen Aufenthalt auf einer Intensivstation «ganz der Alte» ist.

Die Aufgabe des Chefarztes ist weder der Gockel-Auftritt mit Sascha-Hehn-Grinsen noch der empörte Rundumschlag gegen diejenigen, die Tag und Nacht die Patienten versorgt haben. Chefs sollen sich einen Überblick verschaffen, ihren Teams den Rücken stärken, die Leute gut ausbilden, sie im Zwiegespräch dort kritisieren und loben, wo es angebracht ist, und nach Möglichkeit nicht allzu viel Geld aus dem Fenster schmeißen. Dass dies nicht der Realität entspricht, ist eines der Lehrstücke, welches gratis allen in der Klinik Beschäftigten geboten wird, und der Krankenhausbetrieb ist mit Sicherheit nicht die einzige Causa, bei der Theorie und Praxis Lichtjahre voneinander entfernt sind.

Ich selber habe einmal kurz darüber nachgedacht, eine Zusatzversicherung abzuschließen, allein schon wegen des Einzelzimmers, in dem ich bei geöffnetem Fenster schlafen und in Ruhe lesen könnte, ohne dass sich jemand beschwert. Der eigentliche Grund ist aber ein ganz anderer: Wenn ich die Chefarztbehandlung ablehne, bekomme ich mein Geld zurück. Und ich würde gerne einmal zu einem Chef sagen: «Nee, Sie nicht.»

TRAUMJOB PFLEGE?

■ «Also, ich wollte immer schon Krankenschwester werden», sagt der Giftzwerg. Schon als Schulkind sei ihr das klar gewesen. Und der Giftzwerg macht diesen Job auch nach mehreren Jahren noch mit Verve – unermüdlich und mit einer scheinbar unerschöpflichen Geduld versorgt sie ihre Patienten, und während vieler meiner Dienste, in denen ich dachte: «Herrje, das muss ich auch noch fertig machen!», erschien der Giftzwerg wie ein Dschinn aus der Flasche und half mir. Es gibt viele hilfsbereite Kollegen, und ich würde mich auch dazu zählen. Aber dieses «Flaschengeist-Phänomen» vollbringt eigentlich nur der Giftzwerg. Leider vergisst sie darüber manchmal, Pause zu machen.

Obwohl ich meinen Beruf immer noch gerne ausübe, erfährt meine Unermüdlichkeit inzwischen doch gewisse Eingrenzungen. Es ist denkbar, dass ich nicht mehr dem klassischen Bild der Krankenschwester entspreche – ich bin weder unermüdlich noch grundsätzlich «lieb», und mein Privatleben ist mir heilig, denn immerhin habe ich eins. Und: Ich wollte eigentlich auch nie Krankenschwester werden!

Anfang der Neunziger sah ich mich nach diversen Fehlstarts, Fachabitur, dem unvermeidlichen Praktikum in einer Werbeagentur, Beginn einer Schriftsatzausbildung und vorzeitigem Rauswurf nach der Probezeit, blöden und unbezahlten Jobs genötigt, ein neues Kapitel aufzuschlagen, und das sollte nach Möglichkeit nicht «Fließbandjob in der Wurstfabrik» heißen. Weil ich ehrlich gesagt nichts Besseres zu tun hatte, besuchte ich einen zweiwöchigen Schwesternhelferinnenkurs. Dort saßen außer mir noch jede Menge Frauen, die einen Quereinstieg in die Altenpflege planten, weil die Kinder mittlerweile aus dem Haus waren und sie eine neue Aufgabe brauchten. Hier hofften sie, die dazugehörigen Grundlagen zu erlernen. Der Unterricht wurde von einer pensionierten Krankenschwester mit Quäkstimme gestaltet, die uns tatsächlich in weißer Krankenschwesterntracht begrüßte, obwohl sich ihr Job ausschließlich an der Tafel abspielte. In der zweiten Woche wurde das Ruder von einer ehemaligen Hausärztin übernommen, die aussah wie Maggie Thatcher und sicher seit mindestens dreißig Jahren niemandem mehr in den Hals geguckt hatte. Ich kann mich beim besten Willen nicht mehr an die Unterrichtsinhalte erinnern, eines ist mir allerdings im Gedächtnis geblieben: Die Altenpflegerinnen in spe schalteten bereits beim Skelettsystem heillos überfordert ab.

Mit meinem aufgemotzten Zertifikat war ich nun befugt, mich als pflegerische Hilfskraft in Altenpflegeheimen zu bewerben, und fand innerhalb kürzester Zeit einen Job. Ich hätte mir das Ganze mit Sicherheit gespart, wenn ich gewusst hätte, was da auf mich zukommt: Es war der pure Horror. Beim Betreten des Seniorenheims prallte ich gegen eine Wand beißenden Uringestanks. Die oftmals leicht angetrunkene oder wenigstens verkaterte Heimleiterin pflegte die Übergaben regelmäßig likörselig grinsend mit ihren Urlaubsfotos zu stören, die Abfälle wurden im Hof direkt hinter der Küche gelagert, deren Tür in der Regel offen stand. Sechs demente Frauen waren in der obersten Etage untergebracht, wo sie niemand sehen konnte und sie die anderen Bewohner nicht mit ihren Marotten störten. Mehrfach wurden wir mit bizarren Überraschungen konfrontiert, wenn wir nach oben kamen: Dass die Bilder allesamt überkopf hingen oder zwei von ihnen ihre Kleider auf links gedreht trugen, erschien uns schon nicht mehr seltsam. Aber man konnte auch versehentlich in einen als «Tretmine» titulierten Kothaufen stolpern, weil die Gewissenhaftigkeit der examinierten Altenpflegerinnen zu wünschen übrig ließ. Sie ließen sich kaum dort oben blicken, um den Frauen beim Toilettengang behilflich zu sein, delegierten es aber auch nicht an das übrige Team, baten weder die zwei Krankenschwestern, die ein halbes Jahr vor der Prüfung die Ausbildung abgebrochen hatten, um Hilfe noch die diversen angelernten Hilfskräfte, wie ich eine war. Das Schlimmste war, dass ich keinen Beitrag zur Verbesserung leisten konnte, denn ich wusste ja gerade mal, wie man ein Bett frisch bezieht, in dem ein Mensch liegt. Behandlung von Druckgeschwüren? Fehlanzeige. Umgang mit Dementen? Ein Satz mit «x». Strukturierung des Arbeitsalltags? Hatte ich nicht gelernt – ich war Aushilfskraft, und die strukturiert nicht, sondern hat hinterherzudackeln. Im Grunde hatte ich in dem Schwesternhelferinnenkurs gar nichts gelernt, womit ich in diesem Heim irgendetwas anfangen konnte, und sah mich lediglich einer mafiösen «Scheißegal»-Struktur ausgeliefert, die lieblos und ohne jedes Konzept versuchte, die Existenz von ein paar alten und hilflosen Leuten zu verwalten. Ich verließ die Stätte des Horrors nach sechs Wochen mit einem guten Zeugnis, welches mir die Sekretärin ausstellte. Das Zeugnis war deshalb sehr gut, weil die Sekretärin mich mochte und nicht etwa, weil sie meine Arbeit beurteilen konnte.

Nach diesem Erlebnis gab es nun zwei Möglichkeiten: Ich lasse die Finger von der Pflege und setze meine Suche auf dem unwegsamen Gelände «Traumberuf» fort und nehme weiterhin alle bekannten Unannehmlichkeiten in Kauf: unsichere finanzielle Verhältnisse und das deprimierende Gefühl, trotz Fachhochschulreife nichts anderes als unterbezahlte Aushilfstätigkeiten auszuüben.

Die andere Möglichkeit erschien mir waghalsig, aber sinnvoller: Ich mache eine Ausbildung zur Krankenschwester und lerne alles von der Pike auf. Und kann mir sogar aussuchen, was ich damit anfange. Nur ins Altenheim zurück, das wusste ich, wollte ich nie, nie wieder. Dass die Zeiten des Häubchentragens endgültig vorbei waren, erleichterte mir die Entscheidung – es sei denn, ich hätte mich für eine Karriere als Ordensschwester entschieden, wonach mir der Sinn allerdings überhaupt nicht stand.

Dass die Krankenpflege nicht zu den Traumberufen zählt, schwante mir schon in dem Grusel-Heim: Wer träumt schon von unheilbar Erkrankten, von Sterbenden und von üblen Gerüchen wie dem nach Urin, Scheiße und Erbrochenem, von Diensten, in denen man bereits nach drei Stunden brennende Füße hat, nach denen man schlecht schläft – oder gar nicht. Wer träumt von arroganten Ärzten, doofen Kollegen oder stumpfsinnigen Vorgesetzten, von idiotischen Vorschriften und kompletter Überforderung? Und wer von Arbeitszeiten, die das Sozialleben innerhalb kürzester Zeit in Trümmern liegen lassen, wenn man nicht aufpasst? All das ahnte ich zwar, aber die Realität des Berufsalltags war gelegentlich erschreckend. Trotzdem war ich zufrieden, weil mich all das interessierte und ich den Eindruck hatte, dass Krankenpflege sinnvoller war, als irgendeine Kampagne für das x-te stinkende Waschmittel mit zu entwickeln.

Mit meinen Krisenerfahrungen aus Praktika, Nebenjobs und der Suche nach etwas wirklich Sinnvollem hatte ich mir ein verhältnismäßig dickes Fell zugelegt, sodass ich nicht schon in der ersten Woche auf einer chirurgischen Station die Flinte ins Korn warf. Auch wurde der klinische Alltag regelmäßig von Schulwochen unterbrochen, die eine gewisse Erholung von dem blinden Gerenne boten, in das man automatisch verfällt, wenn man von nichts eine Ahnung hat. Als Krankenpflegeschülerin steht man in der Klinikhierarchie ungefähr auf der gleichen Stufe wie die Raumpflegerinnen, deren Arbeit zwar als überaus wichtig empfunden wird, aber dann ist es eben doch nur «die Putzfrau». Man kann ob mangelnder Kenntnis fast gar nicht im Stationsalltag helfen und teilt demzufolge meistens erst mal Kaffee aus. Auf manchen Stationen scheint das sogar Kalkül zu sein: Es sichert die Hackordnung. Sich einen Fußabtreter zu halten, unterstreicht die eigene Bedeutung.

Ich musste also nicht nur immer mehr pflegerische Grundlagen im Kopf haben, sondern auch die teaminternen Machtstrukturen begreifen – und das am besten zuerst.

Die erfolgreiche Abwehr von Stumpfsinn und Empfindlichkeiten meiner Vorgesetzten war nicht immer leicht: Als Schülerin sollte ich an einem Wochenende mit einer Krankenpflegehelferin eine chirurgische Station alleine schmeißen. Die Krankenpflegehelferin war eine erfahrene und resolute Mittfünfzigerin, die aber aufgrund ihrer Ausbildung viele Dinge schlichtweg nicht durfte. Dazu gehörten beispielsweise Injektionen von Schmerzmedikamenten in die Muskulatur. Ich hatte es noch nicht gelernt und hätte es gegebenenfalls sowieso nur unter fachkundiger Aufsicht gedurft. Uns wären in diesem Fall die Hände gebunden gewesen, von der Bewältigung irgendwelcher Notfallsituationen ganz zu schweigen. Aus Angst und weil ich wusste, dass dies grob fahrlässig war, wandte ich mich an die Stationsleitung, die sich aber als hartleibig erwies. Nachdem ich mich mit dem Ausbildungspersonalrat kurzgeschlossen hatte, ging ich nach einer weiteren vergeblichen Intervention bei der Stationsleitung zur Klinikpflegeleiterin. Sie entschied, eine examinierte Krankenschwester am Wochenende einzusetzen. Zurück auf meiner Station erwartete mich ein Donnerwetter: was mir eigentlich einfiele, «gleich zur Leitung zu rennen». Es ergoss sich ein nicht enden wollender Wortschwall dieser sich unterwandert glaubenden Machtfigur im Stationsgetriebe über mich, und mir lief der Schweiß den Rücken hinunter. Was hatte ich da angestellt? Das Wochenende verlief zum Glück ruhiger als das Intro, nur der kleinkarierte Stationsleiter war fortan vergnatzt. Die Idiotie auf dieser Station ließ mich oft an meinem Berufswunsch zweifeln, und ich war froh, als das erste Halbjahr vorüber war und ich die Station wechselte: Ich musste in der Inneren Medizin und auf chirurgischen Stationen arbeiten, ich war einen Monat im OP, dann wiederum einen Monat in der Hauspflege. Am meisten freute ich mich jedoch auf die Intensivstation. Wenn wir dort Patienten abholten, bekam ich jedes Mal große Augen. Etwa eineinhalb Jahre später war es so weit: Hier lernte ich, wie es aussieht, wenn Hopfen und Malz verloren sind, wie Menschen nach dreiwöchiger Beatmung doch wieder auf die Beine kommen, wie komplex all das ist – und dass etwas sehr Wahres in den berühmten Worten «Totgesagte leben länger» steckt. Nachdem ich die Abläufe dort durchschaut hatte, traute man mir die eigenständige Versorgung von Patienten zu. In diesem Moment traf ich eine Entscheidung: Wenn schon Pflege, dann Intensivpflege. Weil aber der Betrieb auf einer Intensivstation ungleich heftiger ist als auf einer Normalstation, wird einem geraten, zunächst dort Lehrgeld zu zahlen.

Der Empfehlung, sich nach dem Examen erst mal zwei Jahre woanders den Wind um die Nase wehen zu lassen, kam ich nur zähneknirschend, aber einsichtig nach und war froh, direkt nach der Prüfung überhaupt eine der raren Stellen ergattert zu haben. Nach eineinhalb Jahren auf einer internistischen Station hatte ich die Nase gestrichen voll und wechselte auf eine chirurgische Station, was meinen fachlichen Vorlieben zwar näher kam, wo die intrigante Teamstruktur mir aber zu schaffen machte. Ich hatte keine Lust, auch noch meine Freizeit mit den Kollegen zu verbringen, beim Grillen oder auf «Tupper»-Partys, und das wurde mir als Arroganz angekreidet. Als ich kurz davor war, genervt und ernüchtert die Pflege an den Nagel zu hängen, rief mich an einem trüben Nachmittag im Februar meine frühere Klinikpflegeleiterin an und fragte, ob ich ab April auf der Intensivstation anfangen wolle. Sie hatten ihr Wort gehalten und auf mich gewartet. Der zweijährige Welpenschutz war vorbei und ich hatte das Gefühl, endlich eine echte Aufgabe zu haben.

Es folgte eine beinharte sechswöchige Einarbeitungszeit, in der ich lernen musste, alles nach und nach im Alleingang zu schaffen, ohne dass mir die Praxisanleiter fortwährend das Händchen hielten. Nach drei Wochen stauten sich die Fakten in meinem Gehirn und ich betete, dass die Wochenenden ausreichten, um am darauffolgenden Montag wieder aufnahmebereit zu sein. Das hier war etwas anderes, als auf einer Normalstation Kaffee auszuteilen. Hier tobte nicht das Leben, hier tobten alle, um Leben zu retten. Zu Hause wälzte ich regelmäßig Fachbücher, aber um das Wesentliche vom Unwesentlichen unterscheiden zu lernen, meldete ich mich schließlich für die zwei Jahre dauernde Fachausbildung an. Und das, obwohl ich nach der ganzen Paukerei und den Prüfungen zum Krankenpflegeexamen gedacht habe: «So etwas mache ich nie wieder!»

Der Star und ich sitzen einige Plätze voneinander entfernt in dem stickigen Raum mit brauner Auslegware aus Synthetik, der für die nächsten zwei Jahre unser «Klassenzimmer» sein wird. Dieser Raum liegt in unmittelbarer Nähe zur Pathologie der Klinik, in der montags immer der Teufel los ist, weil sich die Beerdigungsinstitute die Klinke in die Hand geben, um die Verstorbenen vom Wochenende abzuholen. In den Pausen stehen wir zusammen und rauchen, tauschen uns über Bands und neue Bücher aus und wissen nach kürzester Zeit, dass wir hier

ohne einander verloren wären. In diesem Kurs der «Fachweiter-
bildung für Anästhesie- und Intensivpflege» sind etwa 25 Frau-
en und Männer aus diversen Kliniken; sie arbeiten entweder auf
einer Intensivstation oder in der Anästhesieabteilung im OP.
Wir sitzen hier, um alles über die Feinheiten der Beatmungsthe-
rapie zu lernen, über Narkosemedikamente, über Ernährung
per Infusion oder Sondenkost, über rechtliche Grundlagen und
ethische Fallstricke, über Hygiene, über den Umgang mit Tod
und Sterben, über Gerinnungsstörungen, darüber, was passiert,
wenn ganze Organsysteme ihren Dienst aufkündigen und wie
man solche Situationen in Schach halten kann.

Bei einer Vollzeitstelle ist der Freizeitanteil knapp bemessen.
In dieser Zeit muss ich einem Lernpensum Raum geben, das
sich gewaschen hat. Regelmäßig stehen Klausuren an, und weil
sich mein Gehirn in gewissen Detailfragen etwas sperrig geriert,
bin ich froh, dass der Star mit mir gemeinsam lernen will. Meistens sind wir bienenfleißig, und wenn wir unser Pensum geschafft haben, belohnen wir uns in der Kneipe mit einem Bier.
Alle weiteren verkneifen wir uns, wohl wissend, dass sich mit
einem in Bier eingelegten Gehirn am nächsten Morgen in aller
Frühe das mühsam eingetrichterte Wissen schlecht abrufen
lässt.

Aber auch ohne die regelmäßig stattfindenden schriftlichen
Leistungskontrollen wird der dauernde Kampf mit der Disziplin
zu einem Höllenritt, denn es gibt auch noch die Sichtstunden,
in denen jemand von der Fachweiterbildungstätte auf der Station erscheint und zuguckt, wie das neu Erlernte oder das aufge-
blähte und bereits Gewusste in die Tat umgesetzt wird. Das bedeutet insbesondere kurz vor der Prüfung Ärger und Stress.
Nicht nur, weil die Nerven mittlerweile blank liegen, sondern
weil es oft mehr als eine richtige Antwort auf ihre Fragen gibt
und die Entscheidung darüber in dem Moment im Ermessen

des Prüfers liegt. Es gibt diverse Herangehensweisen, jemanden anzusprechen und zu mobilisieren. Und manchmal ist das auch von der Persönlichkeit der Krankenschwester oder von den Patienten abhängig. Und so geht mir irgendwann gigantisch auf die Nerven, dass man versucht, meine Authentizität zu bewerten.

Ich sitze auf meinem Fahrrad, es ist etwa halb sechs und noch dunkel. Ich bin müde und mir ist elend, weil eine widerliche Grippe im Anmarsch ist. Mit dröhnendem Schädel und kratzendem Hals betrete ich schlecht gelaunt die Umkleide: In einer Stunde kommt der Weisheit unendlicher Quell aus der Schule und wird mir geschlagene drei Stunden auf die Finger gucken, und das ganz genau. Deshalb brauche ich vorher unbedingt noch Zeit, um in Ruhe einen Kaffee zu trinken. Es herrscht hektische Betriebsamkeit, und ich bin nicht die Einzige, bei der sich die Grippeviren breitgemacht haben, sodass eine beunruhigende Lücke im Dienstplan klafft, die sich in den nächsten Tagen noch auswachsen wird. Pünktlich wie die Maurer erscheint der Prüfer, und wir einigen uns darauf, dass ich heute Morgen Herrn Wuttke versorgen werde. Zur Erinnerung: In der Regel versorge ich zwei Patienten, wenn nicht drei. In der Sichtstunde darf ich mich lediglich um einen Menschen kümmern, sodass alle anderen Patienten von den übrigen Kollegen übernommen werden müssen.

Herr Wuttke ist 83 Jahre alt und seit mindestens zwei Jahrzehnten Diabetiker, weshalb er mit schweren Durchblutungsstörungen kämpft und sich mit den Folgen einer Bypass-OP quält. Die Narbe am Brustkorb verheilt schlecht, sie ist infiziert und eitrig. Zudem ist Herrn Wuttke vor einigen Jahren der rechte Unterschenkel amputiert worden, und sehen kann er auch so gut wie gar nichts mehr. Der geschwächte arme Mann schafft es nur wenige Stunden, ohne Beatmungsgerät zu atmen, sodass er eine Trachealkanüle bekommen hat, damit er sich nicht länger mit dem Beatmungsschlauch im Mund herumschlagen muss. Und weil Herr Wuttke jede Komplikation mitnimmt, die sich in einem solchen Verlauf anbietet, hat sich selbstredend auch das Tracheostoma infiziert: die Wundränder sind gerötet und eitrig, und es müffelt auch ein wenig. All das merkt Herr Wuttke, der zunehmend frustrierter und lethargischer wird. Dieser anspruchsvolle Patient verlangt meine ganze Aufmerksamkeit, die mit zunehmenden Kopfschmerzen, verstopfter Nase und Kratzhals eingeschränkt ist. Ich erörtere dem Prüfer so detailliert wie möglich die Gründe für Herrn Wuttkes lange Intensivkarriere, um dann die geplanten Pflegemaßnahmen anzukündigen. Die muss ich aber erst mal «schriftlich fixieren», also setze ich mich mit einer Tasse Tee in einen Besprechungsraum und schreibe meine Pflegeplanung. Was kann Herr Wuttke noch, und wo braucht er Unterstützung? Wie kann die aussehen? Wo lauern Tücken und technische Drachensaat?

Nach etwa einer halben Stunde bin ich fertig, und der Prüfer und ich gehen zu Herrn Wuttke ins Zimmer. Vorsichtshalber binde ich mir einen Mundschutz um, damit sich Herr Wuttke nicht auch noch eine Grippe einfängt. Seit der Übergabe atmet er ohne das Beatmungsgerät und wirkt entspannt. Aber ich muss all meine Überredungskunst aufbringen, damit sich der Mann seine Zähne selbständig putzt. Zuerst muss ich seine Hand noch führen, bis er selbst übernimmt und sich sogar den Mund ausspült, ohne sich zu verschlucken. Zufrieden schwitze ich unter meinem Mundschutz vor mich hin, pulssynchron pocht es in der Nebenhöhle. Der Prüfer lehnt stumm wie ein Fisch am Fensterbrett und macht sich Notizen. Ich scheine den richtigen Ton bei Herrn Wuttke getroffen zu haben – ruhig und von distanzierter Freundlichkeit. Er hilft, so gut er kann, wäscht sich fast alleine und rasiert sich, aber kurz bevor alle Bartstoppeln entfernt sind, verlässt ihn die Kraft, und der Rasierapparat plumpst brummend auf die Bettdecke. Ich helfe ihm bei der Vollendung der Rasur, dann ist das Kapitel Körperpflege abgeschlossen. Der Prüfer lehnt stumm wie ein Fisch am Fenster und macht sich Notizen. Eine heimelige Arbeitsatmosphäre – ich bin geneigt, Herrn Wuttke darüber in Kenntnis zu setzen, dass sich eine zweite Person mit im Raum befindet, die sich entschlossen hat, nichts zu sagen, möchte ihn aber nicht ängstigen. Aber vielleicht hört Herr Wuttke den Prüfer atmen?

Ich mache den Verbandwechsel der Operationsnarbe am Brustkorb. Lehrbuchgemäß wird desinfiziert, inspiziert und ein neues Pflaster aufgeklebt, jeden einzelnen Arbeitsschritt teile ich Herrn Wuttke mit. Nun muss ich das Tracheostoma neu verbinden, und das geht nicht alleine, also frage ich den Prüfer pro forma, ob er mir hilft oder ob ich mir jemanden von den Kollegen holen soll. Er erwidert, ich soll mir jemanden von den Kollegen holen. Draußen auf dem Flur muss ich erkennen, dass alle, die nicht wegen eines Notfalls auf dem Flur herumrennen, in den Zimmern mit den Patienten beschäftigt sind. Kein Wunder, um diese Uhrzeit müssen alle gewaschen, gepflegt und frisch gebettet werden. Im vorderen Bereich der Station ist zudem gerade Hektik wegen einer Aufnahme aus der Ambulanz ausgebrochen, und ich traue mich nicht, dort jemanden zu bitten. Also kehre ich zu Herrn Wuttke zurück und bitte den Prüfer, mit anzufassen. Stumm wie ein Fisch legt er das Schreibbrett auf die Fensterbank und hilft mir bei der Wunddesinfektion, indem er die Trachealkanüle festhält. Ich lege eine frische Kompresse um das Tracheostoma und fixiere all das mit einem gepolsterten Band, welches einmal um den Hals von Herrn Wuttke gelegt und an beiden Enden der Trachealkanüle mit einem Klettverschluss gesichert wird. Der Patient muss plötzlich fürchterlich husten und produziert eine riesige Portion knallgelbes eitriges Sekret, das vorne aus der Kanüle quillt. Er bekommt vor lauter Stress kaum Luft, und in diesem Moment erweist sich die Anwesenheit des Prüfers sogar als nützlich. Während ich den sterilen Absaugkatheter mit der Saugung zusammenstecke, redet er so lange leise auf den Mann ein, der sich allmählich wieder beruhigt. Dann bin ich endlich fertig, stelle die Saugung aus und schaue mir Herrn Wuttke an – er wirkt sehr angestrengt, Schweißperlen glitzern auf seiner Stirn. Als ich auf den Monitor gucke, sehe ich, dass der Mann Fieber bekommt. Warum ist mir das eigentlich nicht schon früher aufgefallen? Herr Wuttke ist nun dermaßen erschöpft, dass es kein guter Einfall wäre, ihn einfach weiter spontan atmen zu lassen. Deshalb schließe ich ihn wieder an das Beatmungsgerät an. Der Prüfer lehnt wieder stumm wie ein Fisch am Fensterbrett und macht sich Notizen. Ich gehe aus dem Zimmer, um mir jemanden von den Ärzten zu suchen, denn Herr Wuttke ist mir nach all dem doch eine Spur zu fertig.

Der Vollbart ist gestresst, aber kommt mit zu Herrn Wuttke, der verschwitzt und frierend im Bett liegt. Ich ziehe ihm die Bettdecke bis zu den Schultern und hole eine zweite Decke. Der Vollbart ordnet ein fiebersenkendes Medikament an und verlässt das Zimmer, um sich mit den Oberärzten über eine neue Antibiose zu beraten. Ein weiterer Infekt könnte das Ende von Herrn Wuttke bedeuten. Die Sichtstunde hat somit ein vorzeitiges Ende. Der Mann brauche Ruhe, sage ich dem Prüfer, wobei meine Stimme krächzend zwei Oktaven tiefer rutscht. Die Klimaanlage führt bei meiner im Eilschritt fortschreitenden Erkältung zu einem soliden Damenbass.

Im Besprechungszimmer beginnt der Prüfer sogleich Kritik an mir zu üben. «Ich habe den Eindruck, du nimmst das hier alles nicht so richtig ernst.»

«Wie bitte?», frage ich und muss husten. Ich hätte den Patienten doch mobilisieren wollen, von dem Verbandwechsel hätte er nicht genug gesehen und quakquakquak. Ich erwidere, er möge sich doch bitte einmal vorstellen, wie er sich fühlen würde, mit Fieber aus dem Bett und auf die Bettkante gesetzt zu werden.

«Ich würde um mich treten», füge ich hinzu. Und was heißt nicht «genug gesehen»? Hätte ich den Patienten nochmal aufschneiden sollen, damit der Verbandwechsel umfangreicher geworden wäre? Weil ich nun, sicherlich auch bedingt durch meine fragile Konstitution, vollkommen in Rage bin, deute ich mit dem Kopf Richtung Flur. «Ich habe den Eindruck, ihr nehmt das hier alles nicht mehr wahr!» Der reinste Amoklauf auf dem Flur, vereiterte Männer mit Fieber, niemand hat Zeit, und dann wird genörgelt, dass in einer 1:1-Versorgung nicht alles à la carte läuft? Das ist eine Intensivstation und kein Wellness-Club, das habe selbst ich schon begriffen. Eingeschnappt und wohl auch ein wenig konsterniert von meinem unerwarteten Konter packt der Prüfer seinen Schreibkram ein. «Ich schreibe dir noch eine Zusammenfassung von diesen drei Stunden», kündigt er mit wichtigtuerischer Miene an.

Ich bleibe stinkwütend sitzen. Die praktische Prüfung kann kommen. Ich weiß, dass Generalproben schiefgehen müssen, damit die Premiere umso glanzvoller ist.

Obwohl ich mir nichts sehnlicher wünsche, als das Examen endlich hinter mir zu haben, damit ich mich nicht mehr bereits beim Umziehen fragen muss, ob ich auch alles richtig mache, verläuft die Abschlussprüfung dann aber doch nicht ganz so glanzvoll. Das Examen gleicht den Sichtstunden, nur dass statt einer weisen Person nun zwei Weise stumm wie die Fische am Fensterbrett lehnen und sich Notizen machen – und wenn zwei Personen nichts sagen, dann wird es noch stiller im Raum. Erleichtert stelle ich am Morgen der Prüfung fest, dass ich die ausgewählte Patientin schon mehrfach betreut habe: Frau Hoppe ist sterbenskrank, das Versagen ihrer Leber geht einher mit einem deutlich gelb verfärbten Aussehen, und hinzu kommt ein Nierenversagen. Da sie in der letzten Nacht wieder vermehrt Urin ausgeschieden hat, bin ich zum Glück den Hämofilter los. Das ist überhaupt das Größte – kein Gepiepe, kein Generve, keine technischen Fallstricke und kein interessiertes Geprüfe und Notiere beim Aufbau eines neuen Gerätes! Jede potentielle Fehlerquelle, die nicht vorhanden ist, verschafft mir ein bisschen Entlastung. Das Zimmer ist tipptopp mit Material aufgefüllt, die Frühdienstbelegschaft drückt mir die Daumen, und für den Ernstfall liegt Schokolade parat. Ich versuche mich zusammenzureißen und grüße freundlich in die Runde. Die beiden Examinatoren sind überraschend nett, sie sind wahrscheinlich froh, wenn sie eine weitere Kandidatin als «bestanden» abhaken können, um sich dem nächsten Nervenbündel zu widmen.

Es läuft fast genauso wie in der Sichtstunde, nur dass ich entsetzlich aufgeregt bin, lediglich drei Stunden geschlafen und das Gefühl habe, rein gar nichts auf die Reihe zu bekommen. Während die beiden Weisen mit Papierkram beschäftigt sind, schreibe ich meine Pflegeplanung. Als wir das Zimmer betreten, habe ich das Bedürfnis, gleich wieder hinauszulaufen. Die Patientin sieht fürchterlich aus und ich bin froh, dass ich die Pflegeplanung übersichtlich gestaltet habe, damit die beiden Weisen nicht quengeln, weil es keinen Nachtisch gibt.

Die Prüfer sagen: «Tu einfach so, als wären wir nicht da!» Diese Aufforderung ist ebenso sinnvoll wie «Entspann dich» oder «Hör auf zu heulen». Ich fühle mich wie in der *Muppet Show*, in der die beiden Alten auf ihrem Balkon die Darbietungen hämisch in der Luft zerreißen und böse lachen. Obwohl alles wie am Schnürchen läuft, habe ich den Eindruck, neben mir zu stehen. Mein Kopf ist wie in Watte gehüllt, und ich muss aufpassen, dass ich nicht vor lauter Stress vergesse, die Patientin anzusprechen – wenngleich ich den Eindruck habe, dass sie es angesichts all der Narkosemedikamente gar nicht bemerken würde. Angespannt versuche ich die Show der Super-Intensivschwester aufrechtzuhalten. Kurz darauf kommt der Vollbart ins Zimmer, der als Stationsarzt bereits bei Dienstantritt darüber informiert wurde, dass bei mir im Zimmer heute Examensprüfung stattfindet. Er zwinkert mir zu, bespricht mit mir das Ergebnis der Visite – und ordnet lediglich eine Laborkontrolle an. Keine Extras wie Einläufe oder ähnlich tückische Unterfangen. Als ich mit der Pflege fertig bin, hilft mir die Bohnenstange, der eigens zu meinem Beistand abgerufen wurde und draußen auf dem Flur herumtigert, beim Betten und dem Verbandwechsel der Trachealkanüle. Die beiden Prüfer sitzen stumm wie die Fische auf der Fensterbank und machen sich Notizen. Außerdem sind sie ja auch gar nicht da. Dann sind wir fertig, und die Bohnenstange verlässt das Zimmer.

Schließlich muss ich noch einen kurzen Theorieteil über mich ergehen lassen. Es geht um die technischen Feinheiten des Beatmungsgerätes – und plötzlich kann ich nicht mehr. Eine Stimme in meinem Kopf knurrt schadenfroh: «Du bist am Ende, Kleines …» Ich habe den ersten Blackout meines Lebens. Stumm wie ein Fisch sitze ich auf der Fensterbank. Notizen mache ich keine. Ich hole Luft, und mir versagt die Stimme, was nicht schlimm ist, denn ich weiß ohnehin nicht, was ich sagen soll. Ich gebe bestimmt ein erbärmliches Bild, und wie durch dichten Nebel höre ich die Stimme eines der Prüfer. «Ich glaube, wir sind dann jetzt fertig.» Die beiden nicken mir zu; sie wollen sich nun zur Besprechung zurückziehen, ich könne eine Viertelstunde Pause machen.

Meine Galgenfrist. Ich taumle aus dem Zimmer über den Flur der Intensivstation, vorbei an den aufgeregten Kollegen. «Hey, wie war's?», und ich kann gar nichts sagen, das Neonlicht blendet, ich will nur raus. Den Tabak für eine Zigarette, die ich unterwegs versuche zu drehen, verstreue ich überall, weil meine Hände zittern. Fast laufe ich gegen die Tür, die nach draußen führt, wo der Giftzwerg sitzt. Ich lasse mich krachend auf einen der Stühle plumpsen, und der Giftzwerg sagt nur lachend «Ach, du Scheiße!», nimmt mich in den Arm, steckt mir eine Zigarette zwischen die Lippen und gibt mir Feuer. Sie drückt mir ihren Kaffee in die Hand und steht auf. «Ich hol mir mal eben einen neuen.» Ich rauche und trinke mechanisch und habe einen entsetzlich dicken Kloß im Hals – ein Blackout! Ich bin eine solche Null. Und dann breche ich in Tränen aus. Als ich wenig später schniefend das Besprechungszimmer betrete, sehe ich aus wie eine Himbeere. Die beiden Prüfer trösten mich mit der Tatsache, dass ich die Prüfung bestanden hätte, allerdings hätten sie hie und da noch Verbesserungsvorschläge. Ihre letzten Sätze rauschen an mir vorbei. Ich will nur noch nach Hause.

Eine Woche später ist der Star an der Reihe: Sie musste ihren Prüfungspatienten reanimieren, und dann ist er gestorben. Überhaupt erzählen fast alle Geschichten von «schauderhaften Prüfungsverläufen» wie Nervenzusammenbrüchen, eigentlich freundlichen und zugewandten Patienten, die plötzlich sagen «Ich mach nur mit, wenn die beiden Männer da verduften!», Theater mit Geräten und Reanimationen.

Wenige Tage nach dem Examen und einer rauschenden Party befinden der Star und ich uns auf La Palma. Wir sitzen auf wackeligen Klappstühlchen im Wind, die Beine auf ein steinernes Mäuerchen gelegt, und gucken der wilden Wolkenjagd am Himmel zu, als es plötzlich scheppernd den schrottreifen Grill hinter uns umhaut – und die Asche von etwa zwei Kilo verbrannten Prüfungsunterlagen Richtung Meer wirbelnd davonschwebt.

Das Gefühl «Traumberuf» stellt sich nach einigen Wochen wieder halbwegs ein, weil man mich einfach in Ruhe lässt. Ich bin froh, dass ich meine Patienten versorgen kann, ohne dass regelmäßig jemand zum Kontrollieren kommt und hinterher bemängelt, dass es nicht perfekt gewesen sei. Wie auch? Weder ich noch die Patienten, geschweige denn das ganze System sind es.

Meine Kolleginnen und Kollegen, denen die Prüfung noch bevorsteht, gehen ganz unterschiedlich mit dem Druck um. Zwei Typen sind auffällig: diejenigen, die wie ich bis in die Grundfesten verunsichert das Gefühl haben, eigentlich gar nichts zu können, und nach jeder Klausur oder Sichtstunde am liebsten alles hinschmeißen wollen, nach den Prüfungen erleichtert ihre Patienten versorgen und sich freuen, dass sie jetzt ihre Ruhe haben.

Und dann gibt es diejenigen, die sich mit wahrer Begeisterung präzise und pedantisch in das System des «Richtigmachens» assimilieren und nicht müde werden, jedes kleinste Detail auszuleuchten. Nichtsdestotrotz sind sie zum Prüfungszeitpunkt genauso blass und aufgeregt wie alle anderen auch. Mit dem Unterschied, dass sie unbedingt als Beste abschneiden wollen, wohingegen ich zum Beispiel einfach nur froh war, die Prüfung hinter mich zu bringen, ganz gleich, wie sie benotet wird. Mich beruhigte der Gedanke, dass ein mittelmäßiges System auch nur mittelmäßig bewerten kann. Nach etwa einem Jahr habe ich jedoch das Gefühl, dass das nicht alles sein kann: aufstehen, arbeiten, schlafen gehen, und das fast täglich, früh, spät und nachts. Mein Privatleben schrumpft auf ein jämmerliches Maß zusammen. Immer bin es ich, wegen der Termine nicht eingehalten werden können, Konzertbesuche abgesagt werden müssen, auf die ich mich gefreut hatte, und die keinen Film kennt. Nach fünf Nachtdiensten in Folge fällt es mir schwer, überhaupt noch zu schlafen, und wenn ich wieder einigermaßen klar denken kann, kommen sechs Spätdienste. Der «Traumberuf» verschafft mir zwar ein halbwegs befriedigendes Einkommen, das auch mal einen Frustkauf zulässt, allerdings hat meine Fachausbildung auch zu keiner signifikanten Gehaltserhöhung geführt. Jeder Dünnbrettbohrer in der freien Wirtschaft wird besser bezahlt, wenn er erfolgreich an einer zweitägigen Fortbildung zum Thema «Wie schneide ich ein Stück Schnur durch?» teilnimmt. In der Krankenpflege ist das anders – kranke Menschen zu pflegen, scheint für die Gesundheitspolitik ausschließlich altruistisch motiviert zu sein.

Nachdem ich mehrfach hin und her gerechnet habe, komme ich zu dem Schluss, dass ich mit kleinen Einschränkungen auch mit einer Dreiviertelstelle auskomme. Als ich zum ersten Mal meinen neuen Dienstplan sehe, kann ich es kaum fassen: So viele freie Tage! Die Vorfreude deckelt sogar den ersten Anflug von Verarmungsangst, als ich meine erste Abrechnung in den Händen halte. Ich bin zufriedener, habe mehr Zeit für mein Privatleben und gebe deshalb weniger Geld für Frustkäufe aus.

Die gewonnenen Stunden bergen jedoch auch das Risiko, sein Leben einmal einer Bestandsaufnahme zu unterziehen – und nachzudenken. Was sich alltäglich auf einer Intensivstation abspielt, kommt dem Begriff «Wahnsinn» bedrohlich nah. Bedrohlich auch deshalb, weil ich mittendrin stecke; ich mache mit. Nicht nur ich bemerke, wie die Zeit für die Patientenversorgung immer knapper wird. Immer mehr alte und chronisch kranke Menschen müssen versorgt werden, gleichzeitig drohen absurde Stellenstreichungen: wo das Personal dringend aufgestockt werden müsste, wird bei zunehmender Arbeitsbelastung mit der gleichen Anzahl an Leuten weitergearbeitet. Ich nenne das eine elegante, aber nicht weniger unfeine Form der Personalkürzung. Zunehmend panischer rasen wir von einem Zimmer zum nächsten, in einem rasanten Tempo versuchen wir alles zu geben und brennen nach und nach langsam aus. Auch ich. Mit einem Mal habe ich keine Lust mehr. Der Gang in die Klinik fällt mir jeden Tag schwerer: All das erlernte «So ist es richtig!», all diese unzähligen Varianten des Gutseins, all das «Da müssen wir nochmal genauer hingucken» kommt mir aufgeblasen und gleichzeitig wie chloroformiert vor. Zunehmend bringen mich meine engagierten Kollegen auf die Palme, wie sie, auf die immer schwieriger werdenden Verhältnisse angesprochen, mit einem standardisierten «Ach, woanders ist es doch noch schlimmer!» reagieren, so als würden sie mit einem abgeschnittenen Arm strahlend herumrennen und sagen: «Macht nichts, gar nicht schlimm, ich hab ja noch einen zweiten!»

Artig und fleißig mitlaufen, selbstverständlich alles ermöglichen, immer stets zur Stelle sein und niemals Nein sagen oder gar stänkern – wer Kritik übt, stört die Harmonie. Und genau dieser Harmonie traue ich immer weniger über den Weg, das Grinsen zeigt einfach zu viele Zähne.

Erschwerend hinzu kommt ein Generationswechsel in der Pflege und bei den Ärzten: Den jungen Kollegen, die sich wie ich den Traum einer Stelle auf einer Intensivstation erfüllen, den Verdienst auf die hohe Kante legen und von nichts anderem mehr reden können als von der Eigentumswohnung, ihrem Haus und dem neuen Auto, ist der Preis scheinbar nicht zu hoch. Mein Spam-Filter, der sonst dafür sorgt, dass mir all das aufgeregte Geschnatter einfach egal ist, hat seinen Geist aufgegeben.

Die Jungärzte, die frisch von der Uni kommen, sind mittlerweile allesamt jünger als ich. Sie sind anders als wir früher und verzichten fast vollständig auf verbale Kommunikation mit dem Pflegepersonal und den Patienten, das stiehlt ja auch Zeit. Vielleicht liegt es daran, dass sie den Betrieb nicht anders kennen und deshalb mit dem desaströsen Status quo nicht mehr hadern. Manche kaschieren ihre Verunsicherung auch mit Arroganz und schnüren verdruckst mit wichtigtuerischem Blick durch die Flure, die Kitteltaschen prall gefüllt mit Klinikleitfäden und Taschenkompendien, die ihnen natürlich nicht helfen.

Weniger kurz angebunden und maulfaul ist die «Next Generation», wenn es im Pausenraum und in der Kantine um «mein iPhone, mein Haus, mein Auto, mein Laptop» geht. Da zeigt sich, wer der absolute Kenner ist, wer es besser kann, wer den neuesten Klingelton und den besten Sound hat. Geht es zurück auf die Station, herrscht wieder Totenstille. «Oh Gott, bloß nichts anmerken lassen, da sind wieder die doofen Schwestern, die alles besser wissen!»

Linderung hingegen spenden die Prachtexemplare, die schon früh begriffen haben, dass Einzelkämpfer es oft schwer haben und Standesdünkel peinlich sind. Das sind diejenigen, die sich mit ihrem Namen vorstellen und beim Pflegepersonal nachfragen, wie wir in der Regel dies, das und jenes angehen würden. Es sind die, die sich erfahrene Kollegen zu Hilfe holen, wenn sie merken, dass sie sich einige Dinge doch noch nicht zutrauen und nicht mit Mann und Maus untergehen möchten. Mit diesen Kollegen sitzt man auch schon mal gemeinsam in der Kneipe und trinkt ein Feierabendbier. Wenn der Kollege mir dann erzählt, dass er in der Situation xy ohne mich total aufgeschmissen gewesen wäre, geht mir das runter wie Öl. Ich würde lügen, wenn ich behaupten würde, mich ließe das kalt. Die Momente, in denen jemand die Arbeit des Pflegepersonals würdigt, sind einfach zu selten.

Missgestimmt und ernüchtert überlege ich immer öfter, was ich anstelle der Pflege machen könnte, und stelle fest, dass es mir nicht an Ideen mangelt, sondern an den Bedingungen, diese

Ideen auch umzusetzen. Es fehlt mir schlichtweg Kapital, um zum Beispiel eine Kneipe nach südeuropäischem Vorbild aufzumachen, herausgeputzt mit Nippes und Kitsch, in der auf schlichten Resopaltischen qualitativ hochwertige Snacks und eine Auswahl exotischer Biersorten gereicht werden. Vor allem wäre es aber wieder ein Tag- und Nachtjob, und ich müsste mich auf die Frage gefasst machen, ob man den entkoffeinierten Kaffee auch mit Sojamilch bekommen könnte. Ich nehme an, mit meinem Hang zur Misanthropie wäre ich auf Dauer keine gute Gastgeberin.

Für den Moment habe ich also beschlossen, auf dem Boden der Tatsachen zu bleiben. Von meiner Krankenkasse ließ ich mir mal einen Antrag auf Genehmigung einer Kur schicken, verwarf den Gedanken aber schnell wieder. Die Vorstellung, den ganzen Tag in einer Kurklinik zu verbringen, in der alle in Gesundheitslatschen und Trainingshosen von der Massage oder verheult aus der Therapiesitzung kommen, jagt mir kalte Schauer über den Rücken. Ich will weder töpfern noch therapeutisch reiten, ich will nicht mit all den anderen Trantüten, so wie ich gerade eine bin, morgens stumpfsinnig das Frühstücksbüffet abgrasen, weil ich eigentlich auf der Suche nach mehr bin als nach einer Scheibe labberigem Gouda.

Stattdessen versuche ich mich neu zu positionieren – muss ich alles kopfnickend mitmachen? Was kann ich aus meiner Arbeit noch für mich herausholen? Wer steht mir dabei zur Seite? Und wäre es vielleicht doch hilfreich, ab und zu durch den Wald zu rennen? Als ich diesen Fragenkatalog abgearbeitet und beim Rennen durch den Wald regelmäßig meinen Kopf sortiert habe, erscheint langsam wieder Licht am Firmament.

Ich bin definitiv geheilt von der Illusion, dass die Intensivpflege ein Traumberuf ist – viel zu nah komme ich täglich Krankheit, Tod und dem Bewusstsein, dass alles plötzlich vorbei sein kann. Und viel zu sehr rückt uns die Fehlplanung kühl kalkulierender Geschäftsführungen auf die Pelle, die nach monatelanger Zahlenjonglage zu dem Ergebnis kommen, dass anspruchsvolle Pflege auch mit der Hälfte des Personals locker zu schaffen sei.

Und trotzdem ist es immer wieder interessant zu sehen, was sich hinter dem Wirrwarr eines diagnostischen Haufens verbirgt. Es macht Spaß, von einem lächelnden alten Mann mit den Worten «Ach, hallo, da sind Sie ja wieder!» begrüßt zu werden. Wenn ich mit netten Kolleginnen und Kollegen Dienst habe und wir die ganze Hektik nicht bierernst und grantig ertragen, schlafe ich besser. Es ist schön, wenn Patienten oder Angehörige uns ihren Dank aussprechen, wenn sie uns Karten schreiben und Kuchen mitbringen, weil sie sich freuen, dass ihr Leben und das der Angehörigen allmählich wieder zur Ruhe kommt. Oder weil sie erleichtert sind, dass die Qualen nach vielen Wochen endlich ein Ende haben. Und es ist ernüchternd, wenn wir den Namen eines Menschen, der sich so über seine Verlegung von der Intensivstation gefreut hat, zwei Wochen später in den Todesanzeigen lesen müssen.

Als der Giftzwerg gesagt hat, dass sie immer schon Krankenschwester werden wollte, habe ich sie leider nicht gefragt, ob sie sich vorstellen kann, diesen Traumjob bis zur Rente zu machen. Ich weiß noch nicht einmal, was ich selber antworten würde.